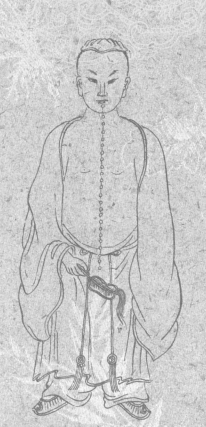

疫者厉气也，

《入气分则作仲作胀，

入血分则蓄为瘀。

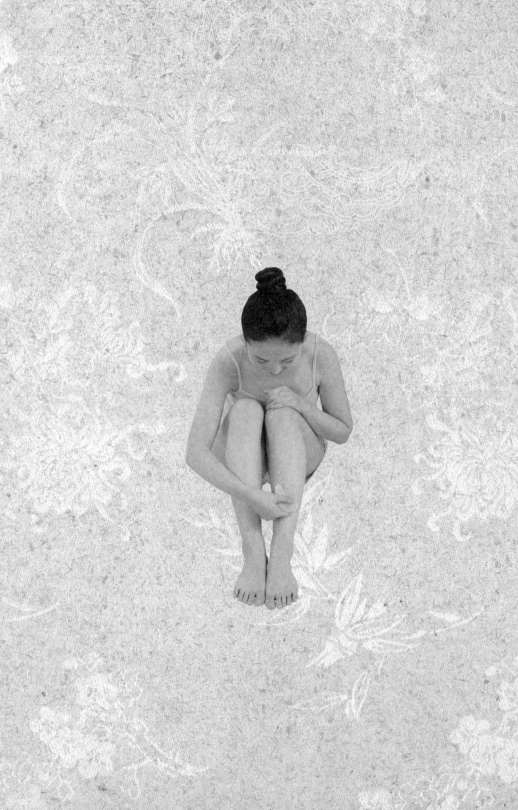

零基础学

刮痧

杨秀岩/编著

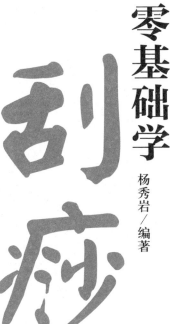
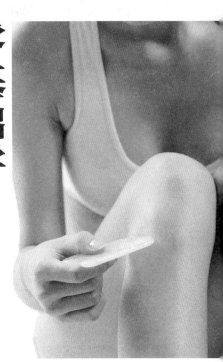

国家一级出版社　　中国纺织出版社　　全国百佳图书出版单位

图书在版编目（CIP）数据

零基础学刮痧／杨秀岩编著 . -- 北京：中国纺织出
版社，2018.9 （2023.5重印）
（名家养生系列）
ISBN 978-7-5180-5184-7

Ⅰ．①零… Ⅱ．①杨… Ⅲ．①刮搓疗法 Ⅳ．① R244.4

中国版本图书馆 CIP 数据核字（2018）第 140925 号

责任编辑：韩婧　　　特约编辑：潘伟娟　　　责任印制：王艳丽

中国纺织出版社出版发行
地址：北京市朝阳区百子湾东里 A407 号楼　　邮政编码：100124
销售电话：010-67004422　　传真：010-87155801
http://www.c-textilep.com
E-mail：faxing@c-textilep.com
中国纺织出版社天猫旗舰店
官方微博http://weibo.com/2119887771
大厂回族自治县益利印刷有限公司印刷　　　各地新华书店经销
2018 年 9 月第 1 版　　2023 年 5 月第 2 次印刷
开本：710×1000　　1/16　　印张：12
字数：165 千字　　定价：58.00 元

前言

中医讲要给身体排毒，那"毒"到底是什么？"毒"又是怎样形成的呢？

其实，我们每个人体内都会产生毒素。毒素是指人体内对身体有害、不能被顺利排出体外的物质，比如中医的"痧毒"。"痧"是经络气血中的"瘀秽"，"痧毒"不清除，就会阻碍经络正常运转，气血运输也会受阻，人体器官不能正常运转了，各种疾病烦恼就会随之而来。

那么"痧毒"是怎么形成的呢？它们一方面来自于身体内部，我们身体每天有上亿细胞在死亡，以及食物等通过人体新陈代谢后产生大量的废物，如自由基、胆固醇、尿酸等，这些长期积累下来就会形成体内的毒素；另一方面来自于我们每天接触的外界环境，如被污染的空气、食物中残留的农药、生病时吃的化学药品、饮食中添加的色素等。当然，不合理的饮食习惯，如抽烟、酗酒、暴饮暴食，不规律的作息如长期熬夜、运动少，等等，也是身体毒素产生的重要原因。

所以，要想拥有一个健康的身体，排毒很重要。刮痧无疑是简单有效的方法之一。刮痧可以帮助身体排出毒素、维持体内阴阳平衡、激活人体正气，能起到养生保健的功效，达到防病、治病的目的，是一种既安全又健康的自然疗法。

本书非常适合零基础的刮痧爱好者学习和使用。全书语言通俗易懂，内容深入浅出，不仅有详细的刮痧操作讲解，还介绍了近百种常见疾病的刮痧方法。同时书中配置了详尽的真人演示图片，真正实现手把手教你刮痧。

希望本书能帮助你掌握一些刮痧的基本要领，也能帮助你解决生活中常见的疾病烦恼。

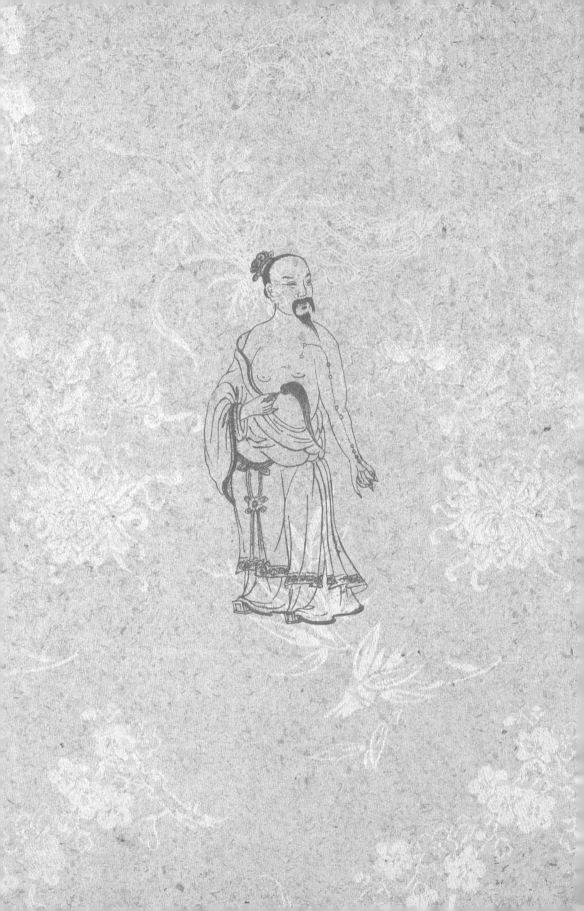

目 录

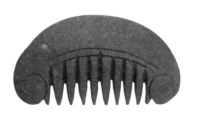

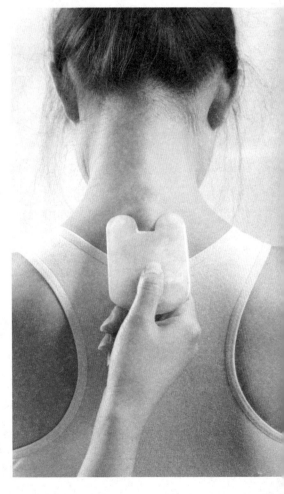

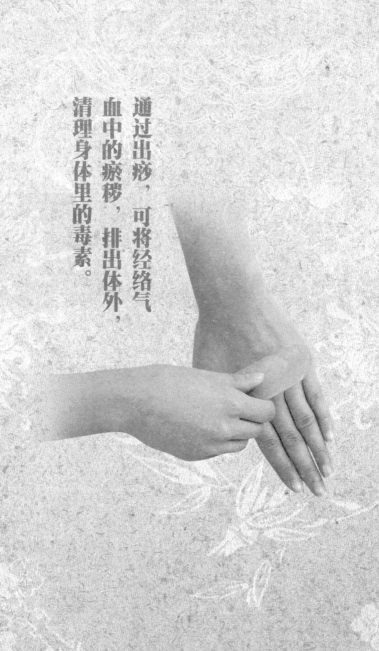

通过出痧，可将经络气血中的瘀秽，排出体外，清理身体里的毒素。

刮痧排毒，祛病又保健

日常生活中，我们吸收了太多的毒素，这些毒素进入我们的身体，会影响人体的五脏六腑，相应的部位就会出现不良的反应。对相关部位刮痧，可帮助体内的血毒清出体内，从而保障身体的健康。经常刮痧，不仅能排毒，还可以祛病保健康。

痧到底是什么

"痧"是中医特有的术语，指的是经络气血中的"瘀秽"，临床上把患者皮肤上用特制刮痧器具刮出的红色、紫红色斑点、斑块称为"痧"，也称"痧痕"。它会阻碍气血的运行、营养物质和代谢产物的交换，引发组织器官的病变，因此中医有"百病皆可发痧"的说法。

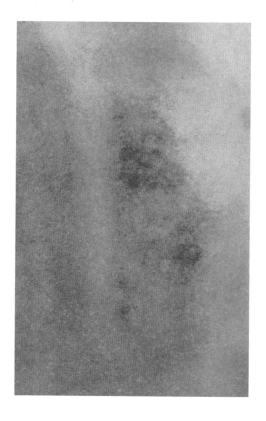

"痧"的本质是毒

健康的身体，各脏腑器官功能和代谢正常，如果代谢产物滞留，形成微循环障碍，则说明身体处于代谢失常的状态。这些因代谢失常而滞留体内的病理产物，会使毛细血管的通透性异常，破坏体内环境的相对稳定，造成细胞缺氧老化。因此，这些病理产物可以被称为危害健康的内毒素。在含有内毒素的部位刮痧时，由于此处毛细血管的通透性异常，刮板向下的压力会使毛细血管破裂，含有内毒素的血液就会从破裂的毛细血管处渗出，被皮肤屏障于皮下组织和肌肉组织间。这种渗出毛细血管之外，存在皮肤下组织间的含有内毒素的血液就是"痧"。因为病症轻重不同，"痧"也会呈现为红色、紫红色、暗青色或青黑色等不同的斑点、斑块。

通过"痧"能识别疾病

一般情况下，刮出来的痧会在 3~5 天内逐渐消退，最迟不超过 1 周就会恢复正常。痧作为身体所排之毒，同时也反映出身体疾病的状况。

出痧部位的不同，反映出疾病所在部位的不同。凡经络循环线路和穴位区域容易出现痧，提示相应的内脏功能病变。比如在背部膀胱经均匀刮拭，心俞穴区出现痧斑，则说明心脏功能有异常变化，应提早进行刮痧保健。不同的痧象（即出痧的形状、颜色、光泽和出痧快慢）也反映出疾病的轻重。若出散痧，颜色浅淡，说明病情较轻，容易康复；若出痧较多而且点大成块，呈紫色血包等，说明病情较重，不易康复。

除去"痧"毒，防病保健

中医认为，"痧"是经络气血中的"瘀秽"，痧出则经络通、气血畅、疾病消。实际上，刮痧治病也能从现代医学得到印证。刮痧过程可使局部组织高度充血，血管神经受到刺激使血管扩张，血流及淋巴回流加快，吞噬作用及搬运力量加强，使体内废物、毒素加速排出，组织细胞得到营养，从而使血液得到净化，可以减轻病势，促进康复。不过，刮痧排毒并不是直接将毒素从皮肤排出，而是将附着在血管壁的瘀血清除到血管外，然后再经血液重新吸收入血管，经过全身的循环，将刮出的废物从尿液排出。

出痧会让皮肤看起来不是很舒服，但它不仅不会损害皮肤，反而可以活血化瘀，加强局部的血液循环，使皮肤变得比原来还要健康、细腻，所以无须担心。

无病自刮可以防病保健

刮痧疗法作用部位是体表皮肤，皮肤是机体暴露于外的最表浅部分，直接接触外界，且对外界气候等变化起适应与防卫作用。皮肤之所以具有这些功能，主要依靠机体内卫气的作用。卫气出于上焦，循行于皮肤，卫气调和，则"皮肤调柔，腠理致密"（《灵枢·本脏》）。健康人常做刮痧（如取背俞穴、足三里穴等）可增强卫气，卫气强则护表能力强，外邪不易侵表，机体自可安康。若外邪侵表，出现恶寒、发热、鼻塞、流涕等表证，及时刮痧（如取肺俞、中府等）可将表邪及时祛除，以免蔓延进入五脏六腑而生大病。

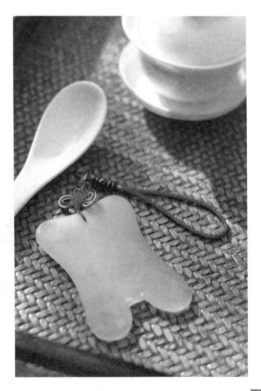

刮痧的诊断原理

刮痧利用的是中医学的整体观，即人体本身就是一个有机整体。疾病发生前体内的微小变化，都可在经络穴位和局部相对应的位置有所反映。而刮痧可以捕捉到这种预先信息，在现代医学检测方法未发现异常时，就可以诊察出"未病"的部位。

也就是说，人体内只要出现了细小的变化，不论你是否有自觉症状、生化检查或物理检查是否异常，都会在相关经络穴位和区域有所反映，以痧象或阳性反应等各种异常表现被迅速发现。

根据这些反应的规律可以发现经络脏腑的异常、捕捉疾病前期的蛛丝马迹，对将要出现疾病的部位做出预先诊断。

刮痧诊断疾病的过程同时也是治疗疾病的过程。在刮拭过程中可以通过观察痧的颜色、形态和刮痧板下的各种异常反应来判断身体健康状况，而出痧和对局部的刮拭刺激都对疏通经络有明显的治疗作用，因此，刮痧诊断和治疗的过程是同步进行的。而且，通过刮痧预先诊断，预测疾病，也能为早期治疗提供方向。

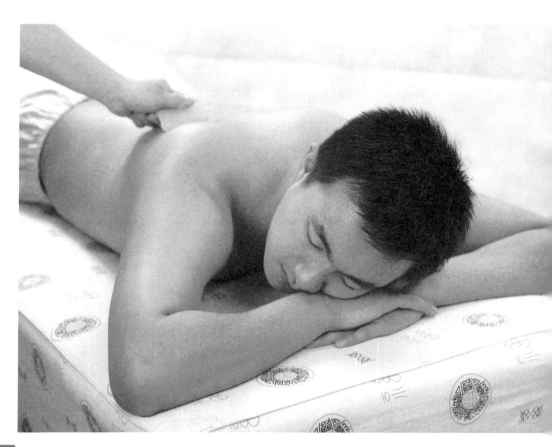

教你正确认识痧与痧象

"痧" 与瘀血的区别

很多人误以为痧就是瘀血，从表面上看痧与普通的瘀血的确很像，其实两者有着本质的区别，对身体的影响也大为不同。

扫码认识痧像

痧

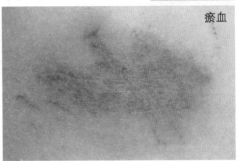

瘀血

	痧	瘀血
颜色	大多是暗红或紫红甚至是青黑色的	多是鲜红的
出血部位	毛细血管	各种血管
出血量	极少	较多
疼痛感	出痧后无或略有痛感	往往使人疼痛难忍，活动受限
后果	可消肿化瘀，使人经络通畅，随着痧的排出，病情得到缓解甚至痊愈	损伤周围组织，引起新的疼痛或运动障碍

教你看懂刮痧的不同反应

痧象

刮痧后毛细血管受到损伤，引起皮肤发生的各种反应，主要是皮肤的颜色和形态发生变化，包括皮肤潮红、紫红或紫黑、小点状紫红色疹子等，伴有程度不同的热痛感。

不出痧：身体健康

刮痧时不出现痧斑，也没有疼痛或刮痧板下无不平顺的感觉，提示经脉气血通畅，身体健康。

出现痧斑：血脉淤滞

如果刮痧时出痧，而当刮拭停止，出痧也立即停止，则表示局部血流缓慢，有气血淤滞经脉的现象。痧的颜色深浅、形态疏密、范围大小与局部血脉淤滞时间长短、严重程度和范围有关。血脉淤滞时间越长，血液中代谢产物越多，痧色越深，痧象越密集，范围越大。

痧象与健康的关系

痧象程度	具体痧象	健康提示
散在痧点	痧点为浅红色或红色，也可出现痧斑，无明显隆起	表明身体健康，痧点很快就会消失
轻度出痧	出现一个或多个浅红色或红色痧斑，直径一般在1~2厘米，无明显隆起	有轻度微循环障碍，身体处于亚健康状态，但没有任何自觉症状
中度出痧	出现多个紫红色或青色痧斑，直径约2厘米，无明显隆起或稍有隆起	有中度微循环障碍，而且时间较长，为亚健康或疾病状态，有时会有症状表现
重度出痧	出现直径大于2厘米的暗青色、青黑色痧斑，呈包块状或青筋样，明显隆起	有重度微循环障碍，时间较长，身体健康状态较差，多有明显疾病及相关症状表现

痧象对健康状况的提示

痧象		健康信息
	痧颜色鲜红、光泽度好	提示正气不衰，多为热证、急性炎症，病程短、病情轻
	痧紫红色、青紫色或青黑色	提示血液循环不畅的血淤证
	痧青紫色或青黑色	提示血淤证兼寒证，也提示正气不足
	晦暗无光泽的密集痧	提示正气虚弱以及陈旧性病症
	有症状表现，但出痧慢而少，或者毛孔张开，却不出痧	常见于气血不足之虚证、寒证，以及部位较深的骨骼、肌腱韧带病变

阳性反应：经脉缺氧

　　阳性反应就是刮痧时感觉刮痧板下不平顺，有砂砾、结节等障碍阻力。同是经脉气血不畅、组织细胞缺氧，为什么有的部位会出痧，有的部位却出现不平顺、砂砾、结节等阳性反应呢？这主要是由局部血液循环状态决定的。因血流受阻，血脉空虚而气血不足致细胞缺氧，局部组织会出现增生或黏连，刮拭就不会出痧，而有不平顺的阳性反应物。

　　经脉气血运行障碍的部位，因其障碍的原因、性质和程度不同，阳性反应的状态、性质也有所区别。经脉缺氧的时间越长，阳性反应越明显：如果刮痧时皮肤有涩感、轻微疼痛，刮痧板下有气泡、砂砾样感觉是经络气血轻度淤滞的表现；如果刮痧时出现结节，说明经络气血淤滞时间较长。结节越大、越硬，说明组织黏连或纤维化、钙化的程度越高，病变的时间越长。

阳性反应对健康状况的提示

砂砾	表示经脉气血淤滞程度较轻
结节	表示经脉气血淤滞程度稍重，结节越大、越硬，经脉淤滞、缺氧程度越重、时间越长
条索状以及肌肉紧张僵硬或松弛萎软	表示经脉气血淤滞、缺氧时间较长。松弛萎软为气血不足的虚证

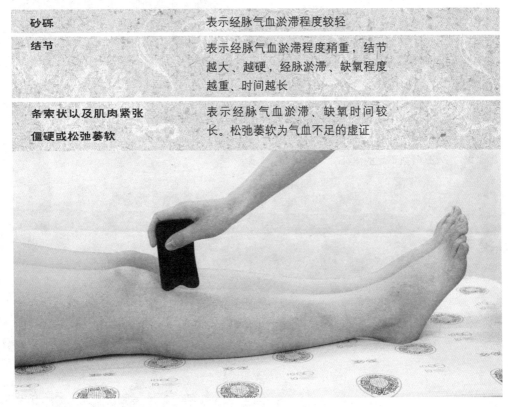

疼痛：亚健康症状

疼痛也是阳性反应的一种。当气血淤滞或血脉空虚而气血不足，使细胞缺氧影响到神经调节时，刮痧还会出现疼痛反应，即中医所说"不通则痛"。疼痛多提示有亚健康症状出现。

疼痛性质和病因

刺痛	是血液运行障碍的血淤证
胀痛	是气机运行障碍的气滞证
酸痛	是气血不足的虚证

刮痧是通过疏通经络气血，调节平衡身体阴阳，来提高身体免疫力。因此，刮痧不仅具有治病的功效，还可以防病养生，具有显著的养生保健功效。

调节阴阳，调理慢性疾病

人体在正常的情况下，保持着阴阳相对平衡的状态。如果因外界或身体内部的致病因素使阴阳的平衡遭到破坏，就会导致"阴胜则阳病，阳胜则阴病"等病理变化，而产生"阳盛则热，阴盛则寒"等临床症候。

刮痧保健的关键就在于根据症候的属性来调节阴阳的偏盛偏衰，使机体转归于"阴平阳秘"，恢复其正常的生理功能，从而达到治愈疾病的目的。实践证明，刮痧对内脏功能有明显的双向调整作用，如肠蠕动亢进者，在腹部和背部等处使用刮痧手法可使亢进受到抑制而恢复正常；反之，肠蠕动功能减退者，则可促进其蠕动恢复正常。这说明刮痧可以改善和调整脏腑功能，使脏腑阴阳得到平衡。

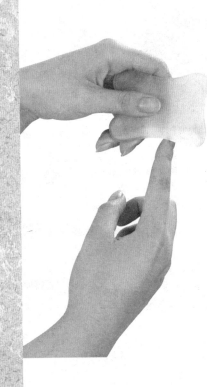

刮痧调和阴阳还表现在其对慢性病调节具有双向性。例如，血压不稳者，经刮拭躯干、四肢俞穴后，偏低的血压可升高，偏高的血压亦可降低。慢性病的特点是发病隐秘、缓慢，想要治愈也比较慢。刮痧在祛除病邪的同时实际上也是对身体机能的一种恢复和增强。在使用药物等常规治疗的同时，配合刮痧，能起到事半功倍的效果。如有些慢性疾病，比如糖尿病等代谢性疾病、胃炎等消化性疾病等，长期吃药反而会损害健康，不利于疾病康复，采用刮痧是非常合适的。

增强正气，提高抗病能力

刮痧的一个特点是有病治病，无病强身。所谓强身，实际上就是增强正气，也就是增强身体免疫力，从而提升防病抗病能力。

刮痧时皮肤相应部位会出现瘀青、充血的痧痕，使腠理得以开启疏通，将滞于经络及相应组织、器官内的风、寒、痰、湿、瘀血、火热、脓毒等各种邪气透达于外，使经络得以疏通。另外，当人体正气虚时，外邪易乘虚而入，通过补虚泻实之法刮拭相关俞穴部位，可使虚弱的脏腑功能得以增强，可与外邪相抵抗，使机体恢复正常状态。

通过刮拭身体皮肤，可使血液和淋巴液的循环得到增强，使肌肉和末梢神经得到充分的营养，从而可促进全身的新陈代谢。代谢顺畅，得病的概率就会大大降低。此外，通过刮拭刺激神经末梢，也能增强细胞的免疫能力，增强人体的防御机能。

现代人生活节奏快、压力大，容易产生疲劳，长期的压力和疲劳容易引发多种疾病。若能经常刮痧，可起到缓解疲劳、增强免疫力、预防病变的作用。

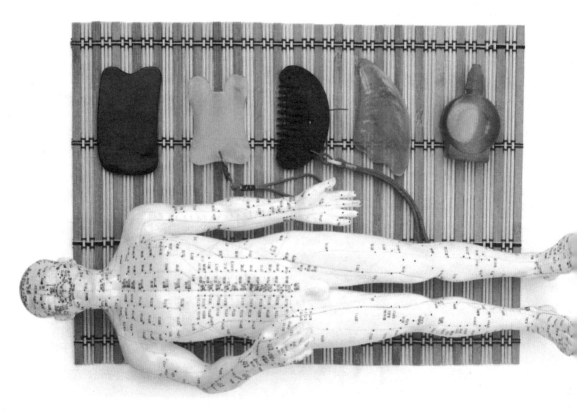

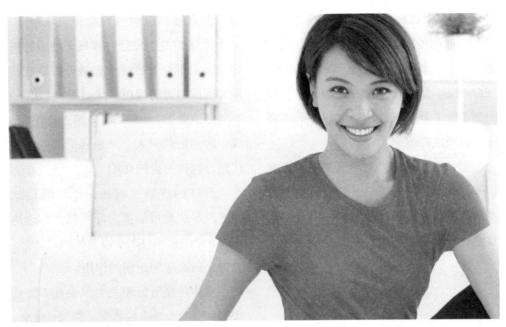

排毒养颜，清洁体内毒素

刮痧过程可使血流及淋巴回流加快，组织细胞得到营养，吞噬作用及搬运力量加强，使体内废物、毒素加速排出，从而净化血液，清洁体内环境，疏通向皮肤输送营养的道路进而达到抗衰养颜的目的。

营养物质的分解、合成、吸收及能量转化需要脏腑乃至整个身体的协同作用，如果这个过程减慢，代谢产物不能及时通过正常渠道排出，就会成为毒素，从而影响血液运行。刮痧能使含有这些内毒素的血液从通透性紊乱的毛细血管中渗漏出来，停留在皮肤和肌肉之间，也就是出痧。出痧排出血液中的毒素，从而起到活血化瘀、改善微循环、净化血液、清洁体内环境的作用。

经络气血不通，也就阻滞了皮肤细胞获取营养的通路，致使皮肤缺乏营养，面色苍白或萎黄，缺少光泽，干燥，出现皱纹；或者因代谢产物不能及时排出而导致面色晦暗，出现色斑、痤疮等皮肤疾患。刮痧能将含有毒素的血液排出于血管之外，促进血液循环，畅通皮肤细胞获取营养的通路，使丰富的营养素和氧气源源不断地输送给皮肤组织细胞，迅速缓解局部的缺氧状态，激活和增强皮肤细胞的功能。

人们关注衰老首先关注的是皮肤，实际上皮肤的衰老与脏腑的衰老是同步的，只是脏腑我们看不到而已。刮痧看起来是改善了"面子问题"，实际上是调理了脏腑功能，脏腑功能正常、运行有序，才能延缓衰老，长享健康。

舒经活络，减轻身体疼痛

气血的传输对人体起着濡养、温煦等作用。刮痧作用于肌表，使经络通畅，气血通达，则瘀血化散，凝滞固塞得以崩解消除，全身气血通达无碍，局部疼痛得以减轻或消失。

现代医学认为，刮痧可使毛细血管扩张，局部皮肤充血，血液循环加快；另外刮痧的刺激可通过神经——内分泌调节血管舒缩功能和血管壁的通透性，增强局部血液供应而改善全身血液循环。刮痧出痧的过程实际上就是一种血管扩张渐至毛细血管破裂，血液外溢，皮肤局部形成瘀斑的现象，此血凝块（出痧）不久即能溃散，而起到自体溶血作用，形成一种新的刺激素，能加强局部的新陈代谢，起到消炎的作用。

身体的疼痛有时是由于肿胀造成的，刮痧刺激可以使内部阳热之邪透达体表，最终排出体外，以清体内之瘀热、肿毒，从而起到止痛的作用。

身体疼痛时，相关组织会处于警觉状态，表现为肌肉的收缩、紧张、痉挛、疼痛，这是人体自然的保护反应。此时，若不及时治疗，或是治疗不彻底，损伤组织可不同程度的粘连、纤维化，加重痉挛和疼痛。刮痧是消除疼痛和肌肉紧张、痉挛的有效方法，其原理主要表现在三个方面：

1 刮痧能促进局部循环，使局部组织温度升高，缓解痉挛。

2 在刮痧板直接刺激作用下，局部组织的痛阈会得到提高。

3 紧张或痉挛的肌肉通过刮痧板的作用得以舒展，从而解除其紧张痉挛，以减轻疼痛。

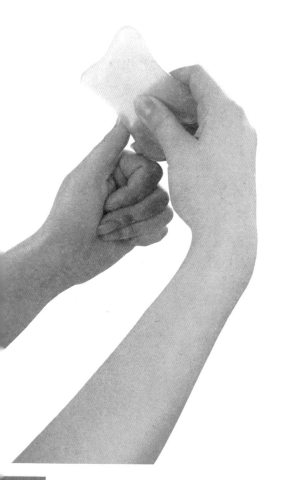

刮痧虽然对穴位的要求并不是很严格，但是如果能准确找到相关穴位，对症刮痧，治病保健效果会更显著。下面是常用的取穴方法。

同身寸取穴法

拇指同身寸法

以患者拇指指间关节的宽度作为 1 寸,适用于四肢部的直寸取穴。

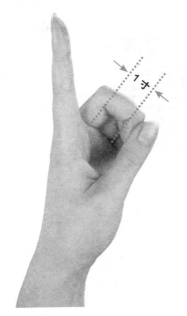

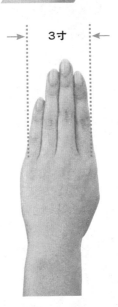

中指同身寸法

以患者中指中节屈曲时，内侧两端纹头之间的距离作为 1 寸，多用于四肢部取穴的直寸和背部取穴的横寸。

横指同身寸法

横指同身寸法又名"一夫法"，是将患者食指、中指、无名指和小指四指伸直并拢，以中指中节近端横纹为准，以四指宽度作为 3 寸。

体表标志取穴法

固定标志法

固定标志法是指不受人体活动影响而固定不移的标志。如五官、毛发、指（趾）甲、乳房、肚脐以及各种骨节突起和凹陷部。由于这种自然标志固定不移，所以有利于俞穴的定位。例如，两眉之间取印堂穴，两乳之间取膻中穴，肚脐旁边2寸取天枢穴，俯首时最高的第7颈椎棘突下取大椎穴。

扫码看体表标志取穴法

动作标志法

活动标志是指必须采用相应的动作姿势才能出现的标志，包括指关节、皮肤、肌肉在活动时出现的孔隙、凹陷、皱纹等，有时还包括肢体的动作。例如，张口于耳屏前方凹陷处取听宫穴，握拳于掌纹头后取后溪穴等。

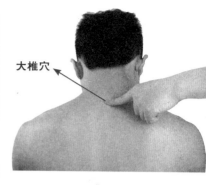

大椎穴

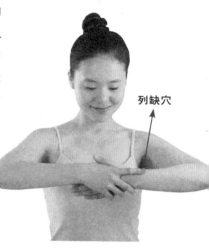

列缺穴

经验法

经验法是人们在长期实践中积累的取穴法，此法简便易行，如直立垂手，中指指端即为风市穴；两手虎口自然平直交叉，在食指指端即为列缺穴等。此外还有一种取穴方法，就是找最疼的一点，即阿是穴。这类穴位一般都随病而定，多位于病变的附近，也可在与其距离较远的部位，没有固定的位置和名称。它的取穴方法就是以痛为穴，即人们常说的"有痛便是穴"。

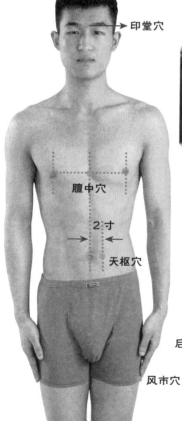

印堂穴

膻中穴

2寸

天枢穴

风市穴

听宫穴

后溪穴

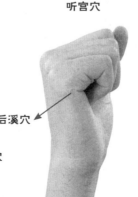

刮痧是一种简单易学的中医疗法，无论是刮痧工具还是操作方法相对来说都比较简单。

刮痧必备工具

扫码认识刮痧工具

全息经络刮痧板

全息经络刮痧板呈长方形，边缘光滑、四角钝圆。两长边可刮拭身体平坦部位，两角部分则很适合刮拭人体凹陷部位，也适合刮拭脊椎部位及头部全息穴位。

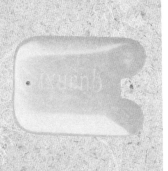

全息经络刮痧板一般为玉石制品。玉石外表晶莹剔透，并且质地细腻、密度较大，导热性好，用之刮痧不仅能祛病防病，还具有滋阴清热、养神宁志等保健功用。

美容刮痧玉板

面部美容刮痧玉板四个边形状均不相同，其边角的弯曲弧度是根据面部不同部位的解剖形态设计的，短弧边适合刮拭额头，长弧边适合刮拭面颊，两角部适合刮拭下颌、鼻梁及眼周穴位。

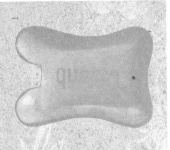

多功能刮痧板梳

多功能刮痧板梳跟其他刮痧板最大的不同在于，它的一个长边设计成了粗厚的梳齿状，便于疏理头部的经穴，又不伤及头部皮肤。除了用于头部梳刮，还可用于全身各处。

多功能刮痧板梳一般使用水牛角制作，所以不会产生静电。水牛角还具有发散行气、清热解毒、活血化瘀的作用，用来刮拭身体具有很好的保健功能。

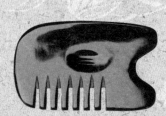

刮痧油

刮痧油的作用是润滑，一般采用具有清热解毒、活血化瘀、消炎镇痛作用且没有毒副作用的中草药及渗透性强、润滑性好的植物油加工而成。其中的中药有助于疏通经络，宣通气血，活血化瘀；植物油则可滋润和保护皮肤。使用刮痧油，不但能起到润滑皮肤、减轻疼痛的作用，还可加速病邪外排，预防感染。

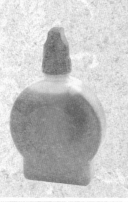

刮痧乳

由于刮痧油是液体，易流动，用于面部时不太方便，这时可用刮痧乳。刮痧乳是含有中草药成分的软膏，也具有较好的润滑性，其中药成分药性平和，有活血化瘀、改善面部微循环、滋养皮肤的功效。不过，平常用的护理面乳多不是天然成分，不宜作为刮痧润滑之用。

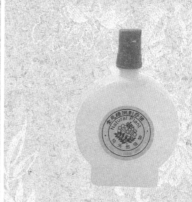

毛巾或清洁的纸巾

刮痧过程中刮痧油会流动，而且刮痧过后要及时穿衣或覆盖身体，但刮痧油往往还没干，这时毛巾或纸巾就必不可少了。准备一条清洁卫生、柔软的棉质毛巾或一些纸巾能让你省去很多麻烦。

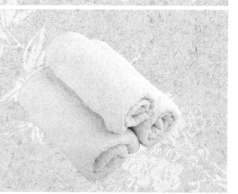

温馨提示：

很多人都以为红花油可以用来刮痧。因为红花本身可以活血化瘀。其实在红花油里面红花是一味主药，里面还有很多辅药，这些辅药对皮肤是有刺激作用的，比如红花油里面含有的辣椒素会刺激皮肤，再加上反复刮拭，会使皮肤变得粗糙，还会引起皮肤过敏或生黑斑。在没有专用刮痧油的时候，可以用水、植物油等作为替代品应急。

家中常见的可替换性刮痧工具

家中可用来替换刮痧板的工具

除了专门设计来刮痧的刮痧板外，只要是边缘钝滑，有一定厚度的器具都可以。下面这些常见的工具可以拿来应急。

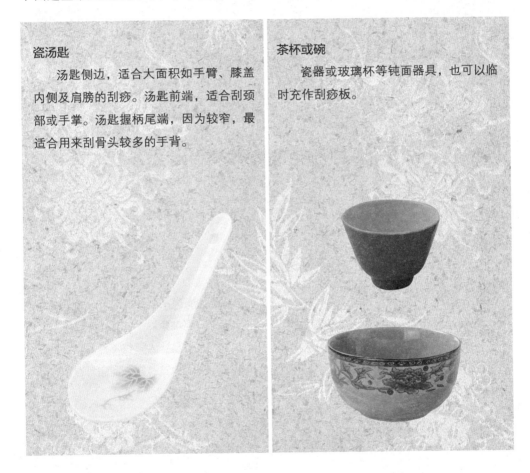

瓷汤匙

汤匙侧边，适合大面积如手臂、膝盖内侧及肩膀的刮痧。汤匙前端，适合刮颈部或手掌。汤匙握柄尾端，因为较窄，最适合用来刮骨头较多的手背。

茶杯或碗

瓷器或玻璃杯等钝面器具，也可以临时充作刮痧板。

温馨提示：

不建议用硬币、铁汤匙等金属材质的器具来刮痧，主要因为金属材质易引起过敏，也较易刮伤皮肤。尤其像硬币，比较不卫生，容易引发细菌感染等问题。当然，这些刮痧用具相对而言是粗糙的，也不是很符合人体解剖形态，有些穴位可能会刮拭不到，而且会对皮肤有一定损害，被刮拭者也需要忍受一定的疼痛。

家中可用来替换刮痧油的工具

如果家中没有刮痧油和刮痧乳，没关系，只要是够滋润、无刺激的润滑剂都可以用，比如卸妆油、精油、食用油、芦荟露等。不过需要注意的是，为避免皮肤表层因摩擦而受伤破皮，最好使用润滑剂，而不要使用风油精、万金油等含较多薄荷成分的药物。

卸妆油

推荐用卸妆油来刮痧。卸妆油本来就是用于脸部的，无刺激性，更重要的是，要清除时，因其亲水性，遇水能迅速乳化洗净，比起要特别用力洗净的一般油脂更舒适好用。

精油

选用如薰衣草、佛手柑等味道清新、让人放松的精油来刮痧，还兼具芳疗作用，不过最好选天然成分的。

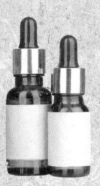

芦荟露

使用油脂类刮痧油，可使刮痧板推起来更容易，但难免过于油腻，如果不能马上洗干净，容易让人觉得不舒服。建议使用润滑又无油的芦荟露，刮完可自然吸收或挥发。

食用油

橄榄油、葵花油甚至香油，都可以拿来刮痧，不过这类油脂气味不太好，建议加入一点高质量精油改善气味。

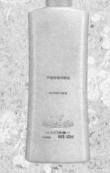

持板方法和刮痧运板时的方法

持板方法

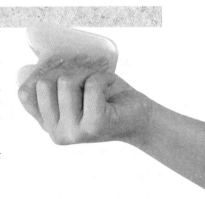

正确的拿板方法是用手握住刮痧板，将刮痧板的长边横靠在手掌心部位，大拇指及其他四个手指弯曲，分别握住刮痧板的两侧，刮痧时用手掌心部位施加向下的按压力。刮拭时应单方向刮，不要来回刮。身体平坦部位和凹陷部位的刮拭手法不同，持板的方法也有所区别。

刮痧运板的方法非常多，但作为家庭治疗保健，一般只要掌握几种基本的方法即可。常用基本刮痧运板方法如下。

面刮法

面刮法是刮痧最常用、最基本的刮拭方法。将刮痧板长边的 1/2 或整个长边接触皮肤，刮痧板向刮拭的方向倾斜，从内到外或自上而下均匀地向同一方向直线刮拭（胸部处由内向外刮拭，其他地方为从上向下刮拭），每次有一定的刮拭长度，不要来回刮。刮痧板倾斜的角度一般是 30~ 60 度，45 度夹角最常用。此方法适用于身体平坦部位的刮拭，如躯干、四肢、头部等。

平刮法

此操作方法与面刮法相似，只是刮痧板向刮拭方向倾斜的角度应小于15度，并且向下的按压渗透力较大。适用于身体比较敏感的部位，如面部、脏腑器官体表投影区。

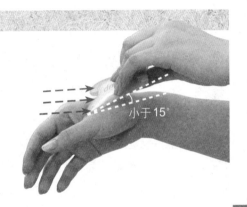

角刮法

分为单角刮法和双角刮法两种。

单角刮法: 用刮痧板的一个角部朝刮拭方向倾斜45度在穴位处自上而下刮拭。用于肩贞、膻中、风池等穴位。

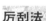

双角刮法: 将刮痧板的凹槽部位对准脊椎棘突的部位,然后将凹槽两侧的角缓缓地放在脊椎棘突和两侧横突之间的部位,再向下倾斜45度角,自上而下进行刮拭,多用于脊椎部位。

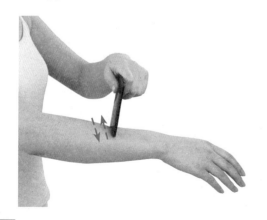

厉刮法

将刮痧板角部与穴区垂直90度,刮痧板始终不离皮肤,并施以一定的压力做短距离(2~3厘米长)前后或左右摩擦刮拭。此方法适用于头部全息穴区刮拭。

按揉法

分为平面按揉法和垂直按揉法两种。

平面按揉法: 把刮痧板的角部的一面小于20度角按压在适合的穴位上,然后做缓慢且柔和的旋转运动。这个方法通常适用于合谷、内关、手足全息穴区、足三里以及其他疼痛较为敏感的部位。

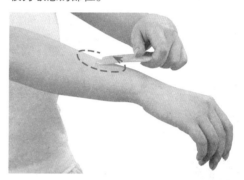

垂直按揉法: 将刮痧板的边缘以90度角按压在穴区上,做柔和、缓慢按揉。适用于骨缝部的穴位和第二掌骨桡侧全息穴区。

点按法

将刮痧板角部与穴位呈90度角,垂直向下按压,由轻到重,逐渐加力,片刻后迅速抬起。适用于人中、膝眼等穴。

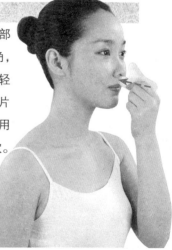

推刮法

以刮痧板整个长边接触皮肤，刮痧板向刮拭方向倾斜的角度小于 45 度（面部小于 15 度），自上而下或从内向外均匀地向同一方向缓慢直线刮拭，推刮法比平刮法按压力要大、刮拭速度要慢，每次刮拭长度要短。推刮法可发现细小的阳性反应并能减轻疼痛，是刮拭疼痛区域的常用方法，常用于面部、脏腑器官体表投影区、腰背肌部位和疼痛区域的刮拭。

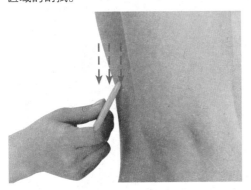

提拉法

两手分别各持一块刮痧板，放在面部同一侧或不同侧，用刮痧板整个长边接触皮肤，刮拭的按压力渗透到肌肉深处，以肌肉运动带动皮肤提升，提升的拉力和向下按压的力度相等。刮痧板与皮肤的夹角以 20~30 度为宜。此法主要用于面部。

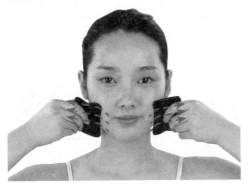

角揉法

用刮痧板厚边棱角在体表穴位附近进行回旋摆动运动，称为角揉法。揉时刮痧板要附在皮肤表面不移动，但要施以旋转回环的连续动作，带动皮肤下面的组织活动。

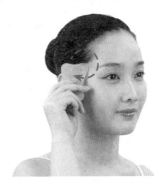

疏理经气法

沿经脉的循行部位，用刮痧板长边自上而下循经刮拭，用力柔和均匀、平稳、连续不断。一般用于上、下肢或背部分段刮痧，可从肘、膝关节部位一直刮到指（趾）尖或从颈椎处一直刮到腰椎以下。此法可放松肌肉，缓解疲劳，适用于刮痧结束时整体梳理。

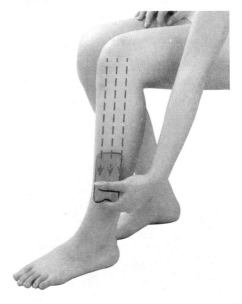

刮痧常用的体位

刮痧时应根据刮拭部位来决定合适的刮痧体位，一般有以下四种体位：

坐位

自己刮拭除腰部外的身体各处时多采取坐位，在接受他人刮痧时，除胸腹部外，被刮拭者最好面向椅背骑坐或侧坐，双臂放在椅背上，使身体有所依靠。此体位适宜刮拭头、颈、肩、胸、背、腰、四肢等部位。仰靠椅背的坐位则适用于前额、颜面、颈前和上胸部的刮痧。

侧卧

在接受他人刮拭侧头部、侧胸部、侧腹、下肢侧面等部位时宜采用侧卧。

仰卧

刮拭前额部、头顶部、侧头部、面部、胸腹等部位时，可采用仰卧。

俯卧

在接受他人刮拭后脑、肩、背、腰、下肢后侧等部位时适宜采用俯卧。取俯卧位时应在腹部下方垫一软枕，托起腹部，避免腰部下陷，造成肌肉紧张。

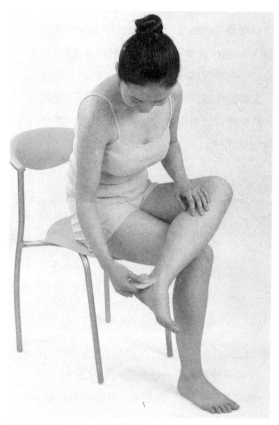

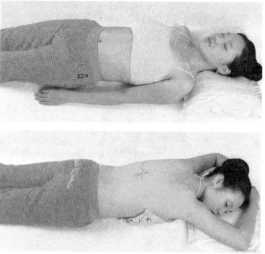

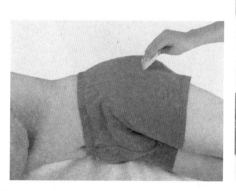

刮痧的要领与技巧

体位

合适的体位能让身体放松，肌肉就会放松，刮拭效果才会更好，刮拭过程中疼痛也会减轻。

刮拭角度

刮拭角度以利于减轻被刮拭者疼痛感和方便刮拭者刮拭为原则。刮痧板与刮拭方向的角度大于 45 度时，会增加疼痛感，所以刮拭角度应小于 45 度。对疼感比较敏感的人，或者刮拭疼痛敏感的部位，最好小于 15 度，疼痛感就会明显减轻。

刮拭速度

每次刮拭速度应平稳、均匀，不要忽快忽慢。一般来说，刮拭速度越快，疼痛感越重；速度越慢，疼痛感越轻。

按压力度

刮拭过程中始终保持一定按压力，才能将刮拭的作用力传导至深层组织，起到治疗作用。若只在皮肤表面摩擦，不但没有治疗效果，还会形成表皮水肿。但是按压力不是越大越好，要根据体质、病情等区别对待。用重力刮痧时，需逐渐加大按压力，使身体适应，以减轻疼痛。

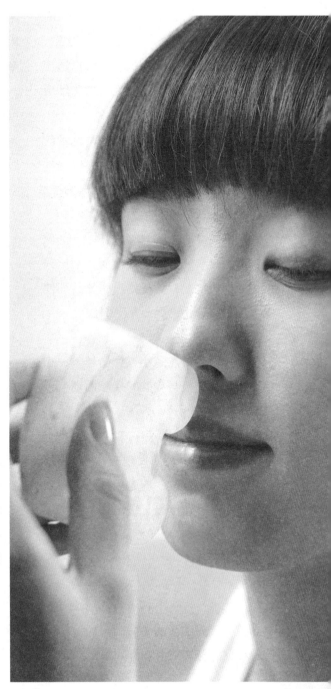

刮拭时间

视被刮拭者的体质、刮痧部位、病情和刮拭的力度而定，一般一次刮痧应在 20 分钟之内，体弱者还应适当缩短时间。刮痧时间还取决于刮拭速度和次数，如果刮拭速度缓慢，刮拭时间可以适当延长，每个部位刮至皮肤毛孔微张即应停止刮拭。

刮痧治疗间隔也要根据被刮拭者的体质、刮痧后的恢复情况而定，以局部皮肤恢复正常，疲劳和触痛感消失为准。痧的消退一般需要 5~7 天，快者 2~3 天，慢者则需要 2 周左右。如果在同一部位刮拭时间过长，势必造成疼痛。刮拭只要出痧即可停止，若是疼痛明显，即使没出痧也应停止，更换其他部位。

刮拭面

刮拭时着力点越小，疼痛越重；相反，增大刮痧板与皮肤的接触面则可以减轻疼痛。

刮拭手法

刮拭过程中，如发现有疼痛明显、结节、条索等部位，应先用补法（即刮拭按压力小，速度慢）缓慢地刮拭、按压，以减轻疼痛。对于疼痛比较明显的，尽量使用平刮法或推刮法。

刮拭长度

一般以穴位为中心，总长度 8~15 厘米，以大于穴区范围为原则。如果需要刮拭的经脉较长，可分段刮拭。

刮拭方向

背部、腹部、四肢：自上而下刮（如肢体水肿、静脉曲张、内脏下垂则从下向上刮）。面部、肩部、胸部：从内向外刮。

刮拭顺序

刮痧保健对刮拭顺序无严格要求，可以根据需要选择刮拭部位。为减少穿脱衣服的次数，可以先上后下，先背腰后胸腹，先躯干后四肢。

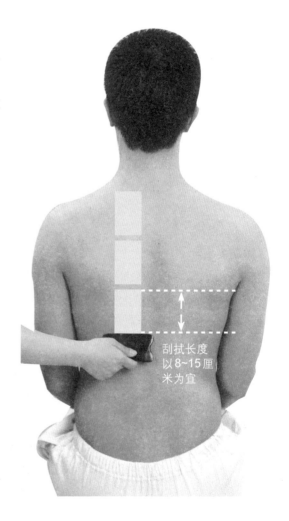

刮拭长度以 8~15 厘米为宜

刮痧后人体的正常反应和异常反应

刮痧后人体的正常反应

出痧

由于个人的情况不同，刮痧后皮肤可能会出现不同颜色、不同形态的痧象。有鲜红色、暗红色、紫色及青黑色的痧斑，也有在皮肤下深层部位触及大小不一的包块状或结节状痧（一般在第二天才会显现出深色的痧斑）。这些都是刮痧后的正常出痧现象，它们反映了不同的健康信息。此外，在刮痧时，出痧的局部皮肤会有明显发热的感觉。

疼痛

在刮痧的过程中会伴有轻微的疼痛感，这是气血不通畅的标志，虽然通过减小刮痧板与皮肤的夹角、均匀用力、缓慢刮拭等方法可以减轻刮痧过程中的疼痛感，但并不能使之完全消失。一般在刮痧后 1~2 天内，出痧较多处或有结节等不平顺的部位，在触摸时有或轻或重的疼痛感是正常现象。

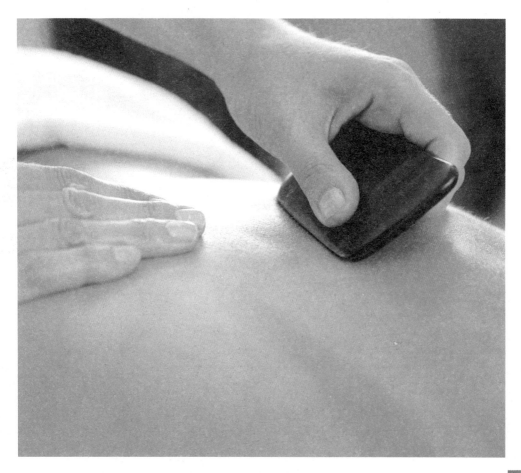

刮痧后人体的异常反应

疲劳

　　如刮拭手法过重或刮拭时间过长，体质虚弱者会出现短时间的疲劳反应，严重者24小时以内会出现低烧，一般不需要特别处理，充分休息后即可恢复正常。

晕刮

　　在刮痧过程中，被刮拭者出现头晕、目眩、心慌、出冷汗、面色苍白、四肢发冷、恶心欲吐或神昏仆倒等现象，即发生了晕刮。发生晕刮的原因有很多，如刮拭手法过重、空腹或疲劳时刮痧、刮拭部位过多等。

晕刮的处理与防治

　　在刮拭过程中，如果发现晕刮先兆，应立即停止刮拭，迅速让发生晕刮者平躺，盖上衣被保暖，并喝杯温开水或糖水。反应较重者，应立即用刮板角部轻轻点按人中穴，并泻刮百会穴和涌泉穴，待情况好转后，继续刮内关、足三里。若是初次刮痧，为避免晕刮的发生，被刮痧者应首先了解刮痧，消除顾虑和紧张心情；其次，避免在空腹、熬夜、过度疲劳时接受刮痧治疗；再者，刮痧时要选择舒适的体位和适当的手法，刮拭部位要少而精，刮拭时间不要过长。

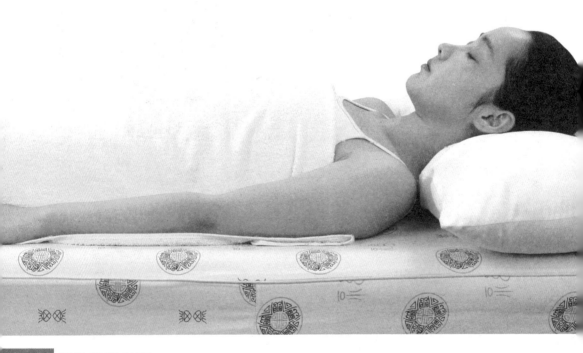

刮痧前后需要注意的事项

扫码看刮痧之后的注意事项

刮痧时应注意避风和保暖

刮痧时应避风，注意保暖。室温较低时应尽量减少暴露部位，夏季高温时不可在电扇处或有对流风处刮痧。因刮痧时皮肤汗孔疏张，如遇风寒之邪，邪气可通过疏张的毛孔直接入里，不但影响刮痧的疗效，还会因感受风寒，引发新的疾病。刮痧后应将被刮部位覆盖再走出室外。

每次只治疗一种病症

每次治疗时刮拭时间不可过长，严格遵守每次刮痧只治疗一种病症的原则。不可连续大面积出痧治疗，以保护体内正气。多种全息穴区、经络穴位刮痧时，每次每种选刮 1~2 处即可。

不可片面追求出痧

刮痧时只要刮至皮肤汗孔清晰可见即可，无论出痧与否，都可排出病气，有治疗作用。血淤之证、热证、实证容易出痧，虚证、寒证、肥胖之人与服激素类药物后不易出痧，室温低时也不易出痧。对于不易出痧的病症和部位，只要刮拭方法和部位正确，就有治疗效果。片面追求出痧而过分刮拭，不仅消耗正气，还可能造成软组织损伤。

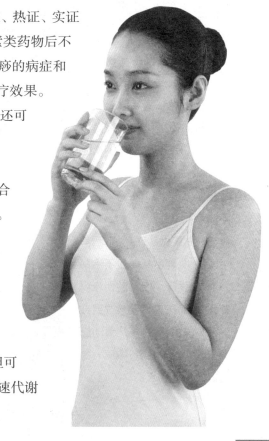

刮痧后 3 小时方可洗浴

为避免风寒之邪侵袭，须待皮肤毛孔闭合恢复原状后，方可洗浴，一般 3 小时左右。在洗浴过程中，水渍未干时，也可以进行刮痧。因洗浴时毛孔微微疏张，此时刮痧用时少，效果显著，但应注意保暖。

刮痧后要喝一杯热水

刮痧使汗孔开放，邪气外排，要消耗部分体内的津液，刮痧后饮热水一杯，不但可以补充消耗的水分，还能促进新陈代谢，加速代谢产物的排出。

不同部位刮痧方法

面部

面部由内向外按肌肉走向刮拭。面部出痧影响美观，因此手法须轻柔，忌用重力大面积刮拭。眼、口腔、耳、鼻病的治疗须经本人同意，才可刮出痧。刮拭的力度、方向、角度、次数均以刮拭方便和病患局部能耐受为准则。

注意事项：面部刮痧应先涂专用美容刮痧乳，不可干刮，以免损伤皮肤。面部刮痧应缓慢、柔和、均匀、平稳地刮拭。应从内向外沿肌肉纹理走向，顺应骨骼形态单方向缓慢刮拭。一般不刮出痧来。

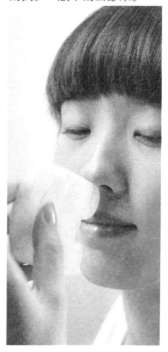

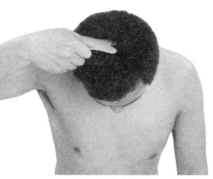

头部

头部有头发覆盖，须用面刮法刮拭。不必涂刮痧润滑剂。为增强刮拭效果可使用刮板薄面边缘或刮板角部刮拭，每个部位刮 30 次左右，刮至头皮有发热感为宜。

注意事项：头皮有毛囊炎、疖肿部位要避开刮拭。神经衰弱者最好白天做头部刮痧，睡前不要刮。头部刮痧一般不涂刮痧油，头发稀少者可酌情涂少量刮痧油。按压力要渗透到头皮下肌肉深部，对于严重动脉硬化或糖尿病患者，按压力要适当减小。

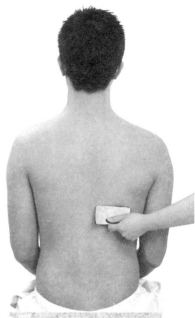

背部

背部由上向下刮拭。一般先刮后背正中线的督脉，再刮两侧的膀胱经和夹脊穴。肩部应从颈部分别向两侧肩峰处刮拭。用全息刮痧法时，先对穴区内督脉及两侧膀胱经附近的敏感压痛点采用局部按揉法，再从上向下刮拭穴区内的经脉。

注意事项：背部可刮拭部位较长，宜分段刮拭整个背部，体质虚弱者应分次刮拭。背部正中线脊椎棘突明显者，以及腰骶部皮下脂肪、肌肉比较薄弱处，用补法刮拭，时间要短，以免伤及骨骼。

胸部

胸部正中线任脉天突穴到膻中穴，用刮板角部自上向下刮拭。胸部两侧以身体前正中线任脉为界，分别向左右（先左后右）用刮板整个边缘由内向外沿肋骨走向刮拭，注意隔过乳头部位。中府穴处宜用刮板角部从上向下刮拭。

注意事项：胸部乳头处禁刮。胸部皮肤薄，且敏感，加之瘦弱的人肋骨凸显，不可用刮痧板棱角沿两肋间隙刮拭，应用平刮法沿肋骨走向从内向外缓慢刮拭。

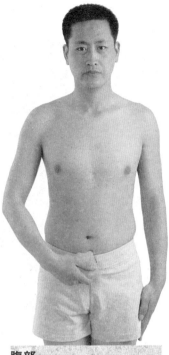

腹部

腹部由上向下刮拭。可用刮板的整个边缘或 1/3 边缘，自左侧依次向右侧刮。有内脏下垂者，应由下向上刮拭。

注意事项：饭后半小时方可进行腹部刮痧。腹痛患者应明确诊断后再刮痧，内脏出血、不明原因的腹痛要禁刮。内脏下垂者，要从下向上刮。

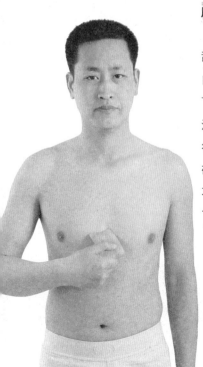

四肢

四肢由近端向远端刮拭。下肢静脉曲张及下肢浮肿患者，应从肢体远端向近端刮拭，关节骨骼凸起部位应顺势减轻力度。

注意事项：下肢静脉曲张或下肢浮肿时，要从下向上刮拭。关节腔内有积水者，关节急性炎症期，肌腱、韧带损伤急性期，患处局部不宜刮，可取远端穴位刮拭。刮拭各关节时，应使肌肉放松，顺应骨骼的形态向下方滑动刮拭，遇到骨骼突起、肌肉不丰满、脂肪比较少处，按压力要顺势减轻。

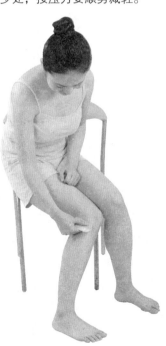

需要注意的刮痧禁忌

刮痧后的禁忌

1 前一次刮痧部位的痧斑未退之前，不宜在原处再次进行。

2 刮痧后 3 小时内忌洗澡。

3 刮痧后应保持情绪平静，不宜发怒、烦躁或忧思焦虑。

4 刮痧后忌食生冷瓜果和油腻食品。

必须谨慎刮痧的情形

1 病人身体瘦弱，皮肤失去弹性，或背部脊骨凸起者，最好不要刮痧。

2 小儿或体瘦者，因为皮肤柔嫩需特别注意轻刮。

3 过度饥饱、过度疲劳、醉酒者不可接受重力、大面积刮痧，否则会引起虚脱。

4 原因不明的肿块和恶性肿瘤部位禁刮，可在肿块部位周围进行补刮。

5 韧带、肌腱急性损伤部位，新发生骨折处，及外科手术疤痕处，均应在 3 个月之后方可进行刮痧治疗。

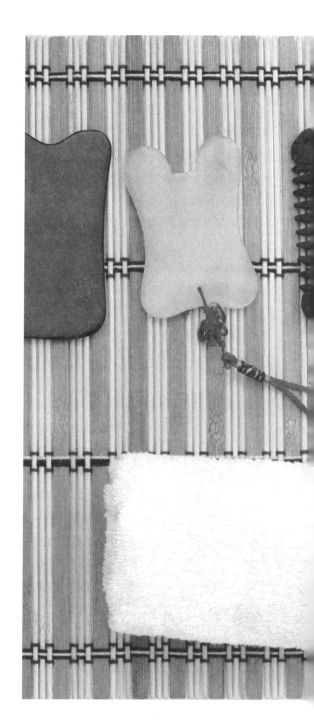

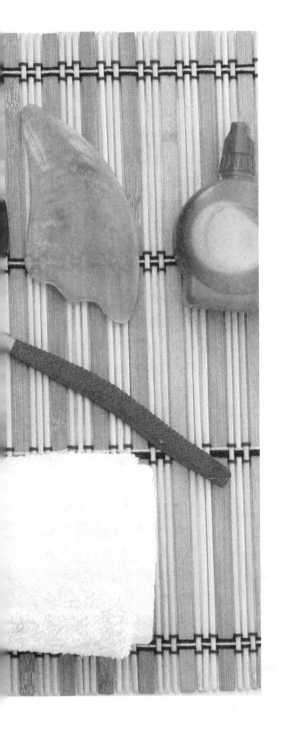

禁止刮痧的情形

1 妇女月经期、怀孕期间下腹部和腰骶部禁刮。

2 眼睛、口唇、舌体、耳孔、鼻孔、乳头、肚脐等部位禁止刮痧，因为刮痧会使这些部位黏膜充血，而且不易康复。

3 凡体表有疖肿、破溃、疮痈、斑疹和不明原因包块处禁止刮痧，否则会导致创口感染和扩散。

4 严重心脑血管病急性期、肝肾功能不全、全身浮肿者禁止刮痧。因为刮痧会使人皮下充血，促进血液循环，这会增加心、肺、肝、肾的负担，加重病情。

5 严重下肢静脉曲张者，患处禁刮。

6 接触性皮肤病传染者忌用刮痧，这可能会将疾病传染给他人。

7 急性扭伤、创伤的疼痛部位或骨折部位禁止刮痧，因为刮痧会加重伤口处的出血。

8 有出血倾向者，如糖尿病晚期、严重贫血、白血病、再生障碍性贫血和血小板减少患者不要刮痧。

9 精神病患者禁用刮痧法，因为刮痧会刺激这类患者发病。

完整的刮痧步骤

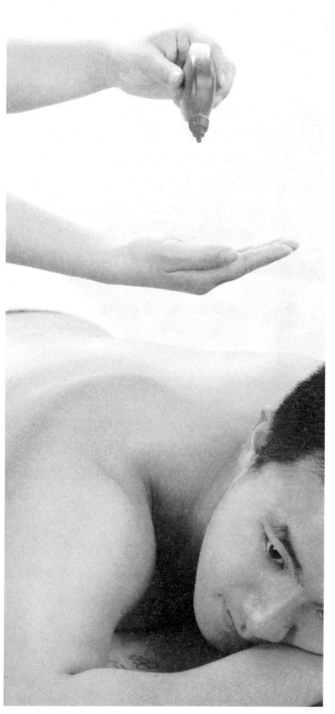

刮痧前的准备工作

　　刮痧前应首先准备好刮痧用具：刮痧板、刮痧介质。刮痧板的边缘应当光滑，边角圆钝，厚薄适中，选择合适的刮痧板，才能达到治疗的效果。刮痧介质一般选择刮痧油，不过在面部或身体比较柔嫩的地方刮痧时，应选用性质柔和及渗透性好的美容刮痧乳。

第一步：让刮痧对象放松

　　刮痧前应先休息 10 分钟左右，以消除紧张情绪和疲劳。放松身体，让肌肤松弛下来，适应一下周边的环境，以利于刮痧的进一步操作。

第二步：消毒

　　因为皮肤和刮痧用具常常会带有各种各样的致病菌，所以刮拭前应做好消毒工作。可以用医用棉蘸 75% 的酒精，在需要刮拭的部位和刮痧板上进行消毒。此外，刮痧板在用完后，同样应用酒精擦洗一遍，然后用纱布包起来置于塑料袋或皮套内存放。

第三步：确定刮拭部位

选穴的正确与否是决定疗效好坏的关键因素，应根据治疗的方案，确定治疗的部位，选准穴位。

第四步：选择刮痧的体位

刮痧时的体位一般有坐位、侧卧、仰卧、俯卧几种姿势，体位选择时应以方便刮拭和让被刮拭者感觉舒适、自然为原则。

第五步：开始刮痧

刮痧前应先暴露需刮拭部位，涂抹刮痧油或刮痧乳，再用刮痧板以不同的手法进行刮拭。一般以从上向下、由里向外的次序进行刮拭，不可逆向刮拭。刮痧时要用力均匀，不要时而过猛，时而过轻，要根据患者的反应来调节刮拭的轻、重、快、慢。一般每个部位刮拭 3~5 分钟，即20~30 下，一次的刮拭时间应控制在 20 分钟以内，每次只治疗一种疾病。

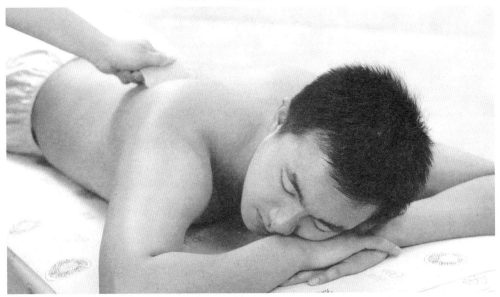

刮痧结束后的注意事项

刮拭结束后应将患者身上的刮痧介质清除干净，让患者迅速穿衣保暖，休息片刻，饮用适量温开水。一般在刮痧结束后 3 小时内，不能洗浴。在饮食上要忌生冷、油腻、酸辣及难以消化的食物。下次刮痧一般应在 5~7 天之后，如果同一个部位刮痧已满 7 天但痧未净，亦不可刮，切忌带痧刮痧。

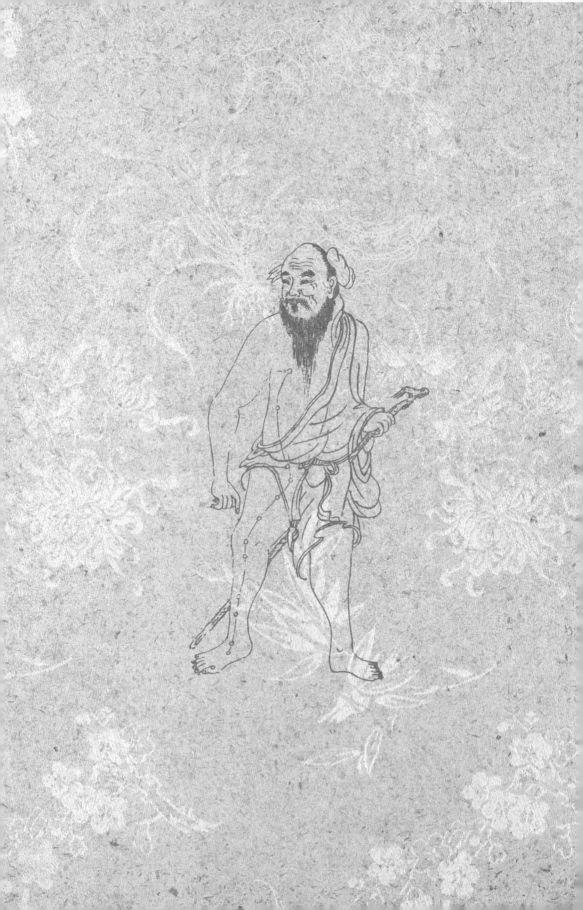

刮痧调理内科常见病

家庭常见的一些内科疾病，如感冒、发烧、咳嗽、腹胀、腹泻等，都可以通过刮痧疗法，帮助经络、气血顺畅起来，增强身体抵抗力，赶走小毛病。

风寒感冒

风寒感冒常出现在寒冷季节，一般表现为恶寒重、发热轻、头痛身重、无汗、鼻塞、鼻流清涕等。刮痧宜采取辛温解表、宣肺散寒之法。

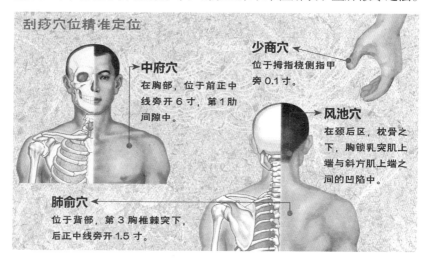

刮痧穴位精准定位

中府穴
在胸部，位于前正中线旁开 6 寸，第 1 肋间隙中。

少商穴
位于拇指桡侧指甲旁 0.1 寸。

风池穴
在颈后区，枕骨之下，胸锁乳突肌上端与斜方肌上端之间的凹陷中。

肺俞穴
位于背部，第 3 胸椎棘突下，后正中线旁开 1.5 寸。

专家手把手教你刮痧

1 涂抹刮痧油，用单角刮法从上向下刮拭风池穴，然后用面刮法从上向下刮拭肺俞穴，并向外下方刮拭肩胛部，直至出痧。

2 涂抹刮痧油，用单角刮法从上向下刮拭胸部中府穴，直至出痧。

3 涂抹刮痧油，刮拭手指上的少商穴，向手指末端刮，直至出痧。

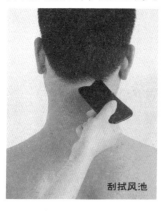

刮拭风池

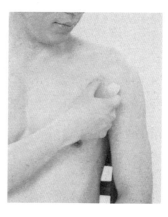

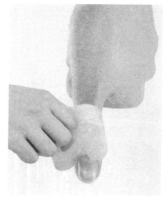

小贴士

头部风池穴可不使用刮痧油，其余需刮拭部位可以涂抹适量刮痧油。对于感冒较轻者，刮拭一次即可。感冒较重或缠绵不愈者，可多刮几次，直至症状全部消失（出痧重者，待痧退后再刮拭；出痧少或无痧者，可每日或隔日刮拭 1 次）。

风热感冒多发生于春季或夏秋转换之时，此时多风，气候转温，故风与温热之邪多相兼致病。一般表现为发热重、恶寒轻、无汗或有汗、头身疼痛、鼻塞流黄浊涕、咳嗽、咽红干痛、口干渴、咳痰黄稠等。刮痧宜采取祛风清热解表之法。

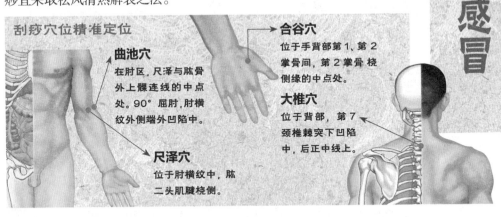

刮痧穴位精准定位

合谷穴
位于手背部第1、第2掌骨间，第2掌骨桡侧缘的中点处。

曲池穴
在肘区，尺泽与肱骨外上髁连线的中点处。90°屈肘，肘横纹外侧端外凹陷中。

大椎穴
位于背部，第7颈椎棘突下凹陷中，后正中线上。

尺泽穴
位于肘横纹中，肱二头肌腱桡侧。

专家手把手教你刮痧

1 涂抹刮痧油，用面刮法从上向下刮拭大椎穴，直至出痧。

2 涂抹刮痧油，用面刮法从上向下刮拭曲池穴、尺泽穴，直至出痧。

3 涂抹刮痧油，用平单角刮法刮拭并按揉合谷穴30次，直至出痧。

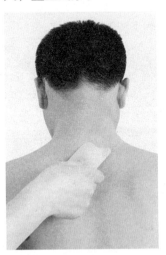

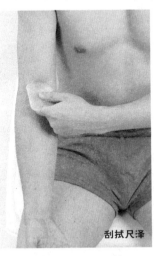

刮拭尺泽

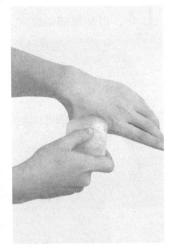

小贴士

若出痧较多，多已转为风热实证，可配合拔罐治疗；若治疗后体温不降，或降后又发热者可能是病毒感染，应尽快去医院检查确诊。

暑湿感冒的病因是人体感受了夏季暑湿时邪，又因喜欢纳凉和饮冷，使体内的暑湿为风寒所遏，疏泄受阻，因而发病。症状表现为发汗、汗出热不解、头昏头重、胸闷泛恶、苔黄腻、脉濡数。

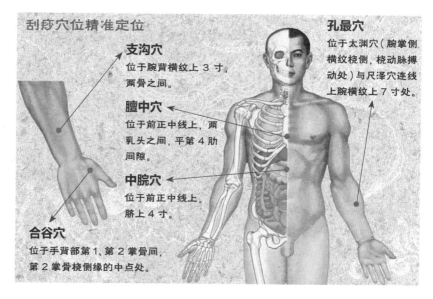

刮痧穴位精准定位

支沟穴
位于腕背横纹上3寸，两骨之间。

膻中穴
位于前正中线上，两乳头之间，平第4肋间隙。

中脘穴
位于前正中线上，脐上4寸。

合谷穴
位于手背部第1、第2掌骨间，第2掌骨桡侧缘的中点处。

孔最穴
位于太渊穴（腕掌侧横纹桡侧，桡动脉搏动处）与尺泽穴连线上腕横纹上7寸处。

专家手把手教你刮痧

1 用单角刮法从上向下刮拭胸部膻中穴，再刮腹部中脘穴。

2 用面刮法从上向下刮拭上肢内侧孔最穴、外侧支沟穴和合谷穴。

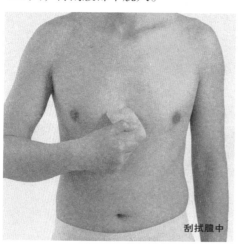

刮拭膻中

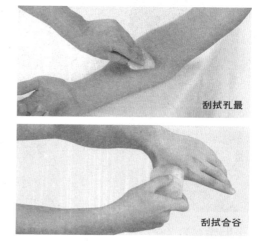

刮拭孔最

刮拭合谷

小贴士

如因感冒合并细菌或病毒感染而发热者，在刮痧治疗的同时应在医师的指导下酌情配合药物治疗。

咳嗽是肺脏疾病的主要症状之一，有急慢性之分，急性为外感，慢性属内伤。外感咳嗽调治不当，可转为慢性咳嗽。慢性咳嗽迁延日久，或年老体弱，脏器大伤，则可并发哮喘。无论是外感还是内伤咳嗽，在缓解期都可采取刮痧的方法进行治疗。

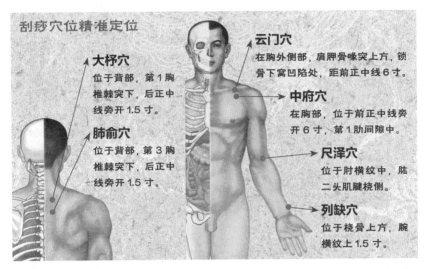

刮痧穴位精准定位

大杼穴
位于背部，第1胸椎棘突下，后正中线旁开1.5寸。

肺俞穴
位于背部，第3胸椎棘突下，后正中线旁开1.5寸。

云门穴
在胸外侧部，肩胛骨喙突上方，锁骨下窝凹陷处，距前正中线6寸。

中府穴
在胸部，位于前正中线旁开6寸，第1肋间隙中。

尺泽穴
位于肘横纹中，肱二头肌腱桡侧。

列缺穴
位于桡骨上方，腕横纹上1.5寸。

专家手把手教你刮痧

1 用面刮法从上向下刮拭双侧大杼穴至肺俞穴。

2 用单角刮法从上向下由云门穴刮至中府穴。

3 用面刮法从上向下分别刮拭双上肢尺泽穴至列缺穴。

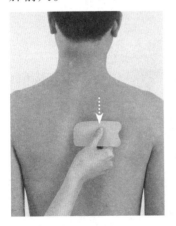
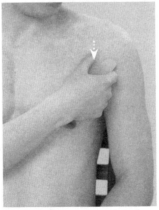
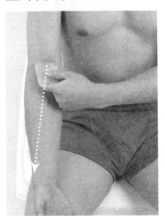

小贴士

刮痧期间，如果痧痕起得很明显，可以隔3天刮痧1次，如果痧痕不明显，可以每日刮痧1次，连续刮痧1个星期，算1个疗程。咳嗽一般1个疗程即可见效。

发热

发热是体温高出正常值的现象。中医认为，发热分为外感发热和内伤发热。外感发热常见于感冒、伤寒、瘟疫等疾病。内伤发热有阴虚发热、阳虚发热、血虚发热、气虚发热等。此外多种疾病如炎症、癌症等均可引起发热。

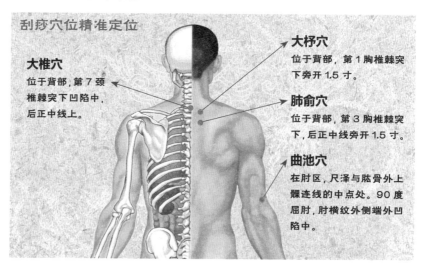

刮痧穴位精准定位

大椎穴
位于背部，第7颈椎棘突下凹陷中，后正中线上。

大杼穴
位于背部，第1胸椎棘突下旁开1.5寸。

肺俞穴
位于背部，第3胸椎棘突下，后正中线旁开1.5寸。

曲池穴
在肘区，尺泽与肱骨外上髁连线的中点处。90度屈肘，肘横纹外侧端外凹陷中。

专家手把手教你刮痧

1 涂抹刮痧油，用刮痧板刮大椎穴。

2 用面刮法从大杼穴刮至肺俞穴。

3 用刮痧板的棱角边缘接触曲池穴，自上而下刮至皮肤发红，皮下出痧。

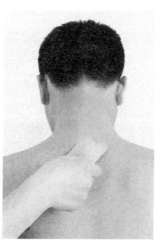

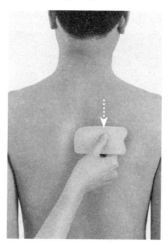

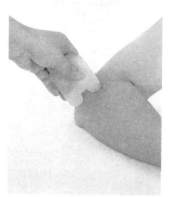

小贴士

高热病人必须卧床休息，减少活动，以降低消耗和减少热量的产生。并注意多喝水，适当通风以降低室温，有利于身体降温。

腹胀是患者自觉脘腹胀满不适的一种最为常见的病症，可见于多种疾病。此处是指排除肠梗阻、肿瘤、肝硬化腹水、肠结核、结核性腹膜炎等内外科疾病，而单纯以腹胀为主的肠胃功能性病症。腹胀，一般分为气滞腹胀和食滞腹胀两种类型。气滞腹胀多因情志不舒、气郁不畅引起，食滞腹胀往往由暴饮暴食、食积难消而引起。

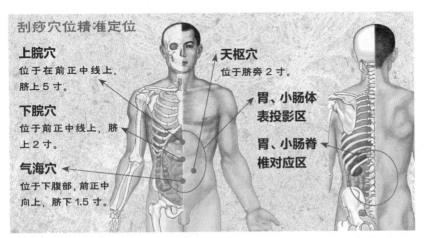

刮痧穴位精准定位

上脘穴
位于在前正中线上，脐上5寸。

下脘穴
位于前正中线上，脐上2寸。

气海穴
位于下腹部，前正中向上，脐下1.5寸。

天枢穴
位于脐旁2寸。

胃、小肠体表投影区

胃、小肠脊椎对应区

专家手把手教你刮痧

1 自上而下用面刮法刮拭腹部胃、小肠体表投影区。

2 用面刮法和双角刮法自上而下刮拭背部胃、小肠脊椎对应区。

3 用面刮法分别刮拭腹部任脉上脘穴至下脘穴、气海穴，及胃经的天枢穴。

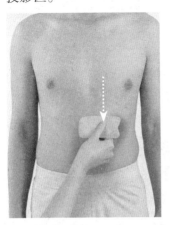
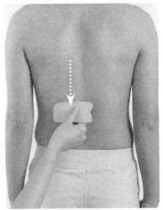
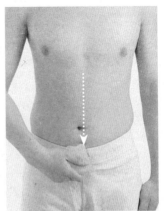

小贴士

如果持续腹胀超过3天，并伴随腹痛等症状，应立即到医院就诊。如果是饮食不当导致的腹胀，可在医生指导下适当服用助消化药物，如保和丸、舒肝健胃丸等。

头痛

引发头痛的原因众多，有时是心理压力过大，精神过分紧张所致，有时是因为某些病症导致。头痛与循行于头部的经脉气血失调、气滞血瘀有关。感冒、肝阳上亢等也是引发头痛的主要原因，要配合刮拭相关经络穴位，才能标本兼治。因此刮拭疏通头部和头部对应区的疼痛区域可以快速缓解头痛症状。

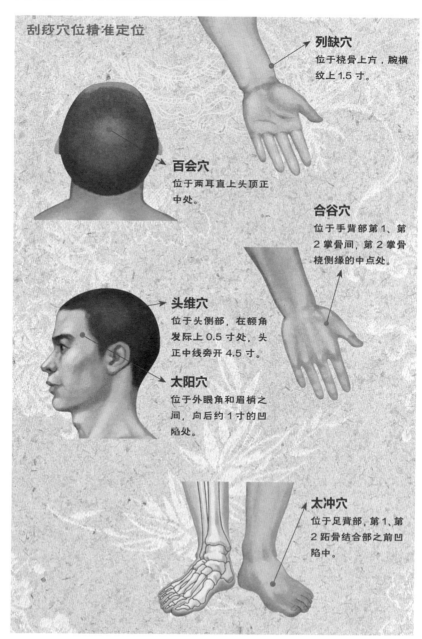

刮痧穴位精准定位

列缺穴
位于桡骨上方，腕横纹上 1.5 寸。

百会穴
位于两耳直上头顶正中处。

合谷穴
位于手背部第 1、第 2 掌骨间，第 2 掌骨桡侧缘的中点处。

头维穴
位于头侧部，在额角发际上 0.5 寸处，头正中线旁开 4.5 寸。

太阳穴
位于外眼角和眉梢之间，向后约 1 寸的凹陷处。

太冲穴
位于足背部，第 1、第 2 跖骨结合部之前凹陷中。

专家手把手教你刮痧

1 用刮痧梳子以面刮法刮拭全头，先刮侧头部，将刮痧板竖放在发际头维穴至耳上处，从前向后刮至侧头部下面发际边缘处。

2 用面刮法刮头顶和后头部，先从百会穴开始向前刮至前头发际处，再从百会穴向后刮至后头发际处。刮拭时注意寻找有疼痛感觉的区域，对疼痛部位要重点刮拭，每个部位刮拭20~30下，至头皮处有热感。

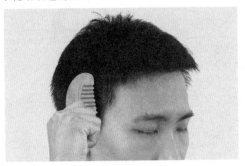

3 用平面按揉法刮拭双侧太阳穴。适用于各种头痛。

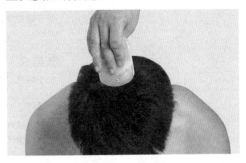

4 用平面按揉法分别刮拭双侧手背部合谷穴及手腕处列缺穴。适用于感冒头痛。

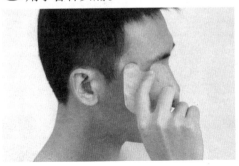

5 用垂直按揉法按揉足大趾与次趾缝后肝经太冲穴，力度要重，每按压15秒放松一次，直到头痛缓解为止。适用于偏头痛、头顶痛者。

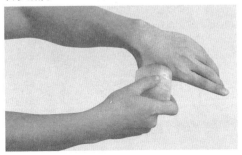

小贴士

头痛伴流涕、鼻塞、发热等症状一般为感冒引起；炸裂样头痛，伴头晕、恶心，多是高血压性头痛；头痛伴有恶心、呕吐、吞咽困难、说话含糊，出现意识障碍，可能是脑出血或动脉瘤。如果头痛经休息、按摩等不能缓解，且疼痛异常，要及时检查。

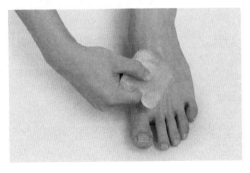

腹泻

腹泻可分为急性腹泻和慢性腹泻。急性腹泻大多为肠道感染所致，慢性腹泻多为腹泻反复发生，或迁延数月至数年，经久不愈。中医认为，感受风寒、风热之邪，以及伤食、脾虚、阳虚、肝脾不调都是导致腹泻的原因。细菌感染或食物中毒也是重要原因。

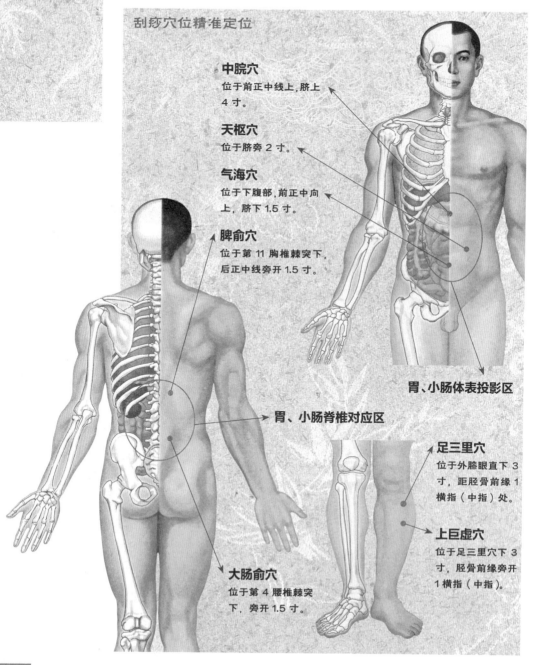

刮痧穴位精准定位

中脘穴
位于前正中线上，脐上4寸。

天枢穴
位于脐旁2寸。

气海穴
位于下腹部，前正中向上，脐下1.5寸。

脾俞穴
位于第11胸椎棘突下，后正中线旁开1.5寸。

胃、小肠体表投影区

胃、小肠脊椎对应区

足三里穴
位于外膝眼直下3寸，距胫骨前缘1横指（中指）处。

上巨虚穴
位于足三里穴下3寸，胫骨前缘旁开1横指（中指）。

大肠俞穴
位于第4腰椎棘突下，旁开1.5寸。

专家手把手教你刮痧

1 用面刮法从上向下刮拭胃、小肠体表投影区。

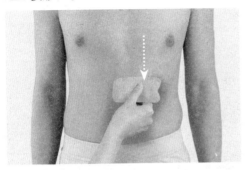

2 用面刮法和双角刮法从上向下刮拭胃、小肠脊椎对应区。

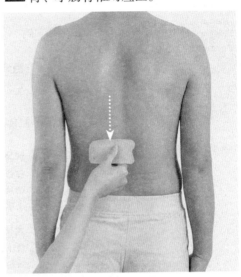

3 用面刮法从上向下刮拭背部脾俞穴至大肠俞穴。

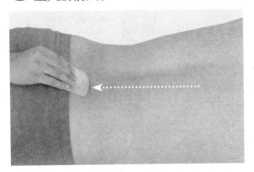

4 用面刮法从上向下刮拭腹部中脘穴至气海穴、双侧天枢穴。

刮拭中脘至气海

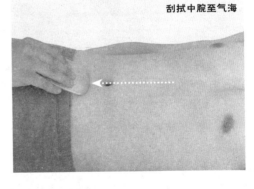

5 用面刮法从上向下刮拭下肢足三里穴至上巨虚穴。

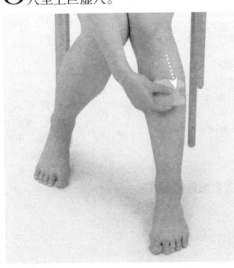

小贴士

很多人出现腹泻后习惯于吃止泻药，其实有些腹泻是不能止泻的，比如感染性腹泻，感染导致的腹泻是人体自我保护的一种体现，借此可排泄掉一部分毒素，对人体有益。用了止泻药，反而会掩盖病情。

高血压

高血压常伴有头痛、头晕、耳鸣、失眠、心悸、胸闷、烦躁等症状，长期高血压还可导致心、脑、肾和视网膜等器官的病变。刮痧可调节心、脑、肾等功能，对本病有一定的辅助治疗作用。

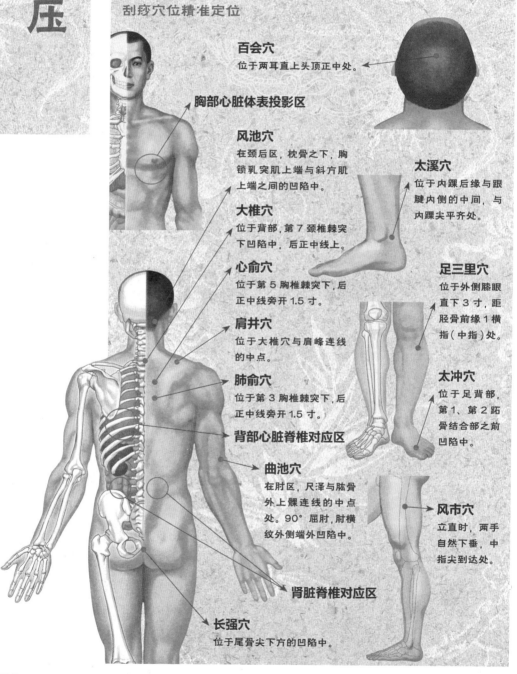

刮痧穴位精准定位

百会穴
位于两耳直上头顶正中处。

胸部心脏体表投影区

风池穴
在颈后区，枕骨之下，胸锁乳突肌上端与斜方肌上端之间的凹陷中。

太溪穴
位于内踝后缘与跟腱内侧的中间，与内踝尖平齐处。

大椎穴
位于背部，第 7 颈椎棘突下凹陷中，后正中线上。

心俞穴
位于第 5 胸椎棘突下，后正中线旁开 1.5 寸。

肩井穴
位于大椎穴与肩峰连线的中点。

足三里穴
位于外侧膝眼直下 3 寸，距胫骨前缘 1 横指（中指）处。

肺俞穴
位于第 3 胸椎棘突下，后正中线旁开 1.5 寸。

太冲穴
位于足背部，第 1、第 2 距骨结合部之前凹陷中。

背部心脏脊椎对应区

曲池穴
在肘区，尺泽与肱骨外上髁连线的中点处。90°屈肘，肘横纹外侧端外凹陷中。

风市穴
立直时，两手自然下垂，中指尖到达处。

肾脏脊椎对应区

长强穴
位于尾骨尖下方的凹陷中。

专家手把手教你刮痧

1 以平刮法由内向外刮拭胸部心脏体表投影区和背部心脏脊椎对应区。以面刮法自上而下刮拭肾脏脊椎对应区。

2 以面刮法从头顶刮至后发际下，并刮拭头顶百会穴，用面刮法从内向外刮拭肩井穴。

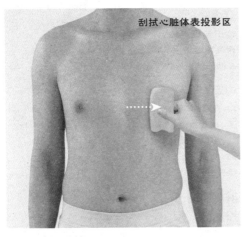
刮拭心脏体表投影区

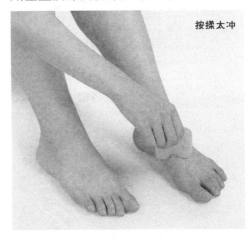
刮拭百会

3 用面刮法先分段由上至下刮拭背部督脉大椎穴至长强穴，然后由上至下刮拭双侧膀胱经肺俞穴至心俞穴。

4 用单角刮法刮拭双侧曲池穴，下肢风市穴、足三里穴、太溪穴，然后用垂直按揉法按揉足部太冲穴。

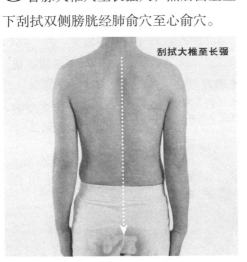
刮拭大椎至长强

按揉太冲

小贴士

　　高血压患者一定要控制盐的摄入量，特别是平时口味重的人，要逐渐改变口味。按照中国营养协会的推荐，健康成人每天食盐量不应超过 6 克，高血压患者则应再减少 1~2 克。

　　高脂血症是脂质代谢紊乱引起的疾病，与饮食不合理、运动量少有很大关系，可引发脂肪肝、高血压病、动脉硬化、冠心病等心脑血管病。刮痧能促进体内血液运行、加快水液代谢，对防治高脂血症有积极的作用。

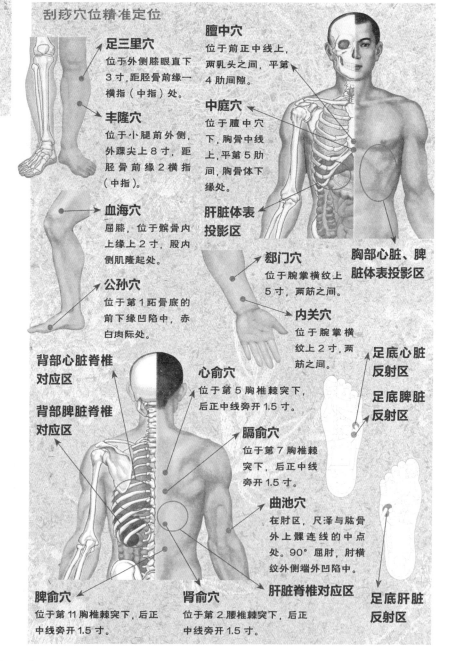

刮痧穴位精准定位

足三里穴
位于外侧膝眼直下3寸，距胫骨前缘一横指（中指）处。

丰隆穴
位于小腿前外侧，外踝尖上8寸，距胫骨前缘2横指（中指）。

血海穴
屈膝，位于髌骨内上缘上2寸，股内侧肌隆起处。

公孙穴
位于第1跖骨底的前下缘凹陷中，赤白肉际处。

膻中穴
位于前正中线上，两乳头之间，平第4肋间隙。

中庭穴
位于膻中穴下，胸骨中线上，平第5肋间，胸骨体下缘处。

肝脏体表投影区

胸部心脏、脾脏体表投影区

郄门穴
位于腕掌横纹上5寸，两筋之间。

内关穴
位于腕掌横纹上2寸，两筋之间。

足底心脏反射区

足底脾脏反射区

背部心脏脊椎对应区

背部脾脏脊椎对应区

心俞穴
位于第5胸椎棘突下，后正中线旁开1.5寸。

膈俞穴
位于第7胸椎棘突下，后正中线旁开1.5寸。

曲池穴
在肘区，尺泽与肱骨外上髁连线的中点处。90°屈肘，肘横纹外侧端外凹陷中。

肝脏脊椎对应区

足底肝脏反射区

脾俞穴
位于第11胸椎棘突下，后正中线旁开1.5寸。

肾俞穴
位于第2腰椎棘突下，后正中线旁开1.5寸。

专家手把手教你刮痧

1 用面刮法刮拭手掌和足底心脏、肝脏、脾脏的全息反射区。

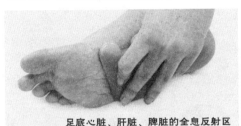

足底心脏、肝脏、脾脏的全息反射区

3 用平刮法从内向外刮拭胸部心脏体表投影区，左胁肋部脾脏体表投影区，右胁肋部肝脏体表投影区。用单角刮法刮拭膻中穴至中庭穴。

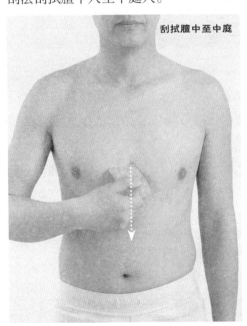

刮拭膻中至中庭

2 用面刮法和双角刮法从上向下刮拭背部心脏、肝脏、脾脏的脊椎对应区，用平刮法从内向外刮拭左背部脾脏体表投影区，右背部肝脏体表投影区。面刮法刮拭心俞穴、膈俞穴，脾俞穴至肾俞穴。

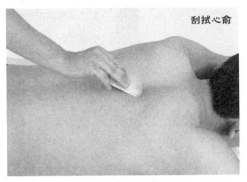

刮拭心俞

4 以面刮法刮拭上肢腕部郄门穴至内关穴，肘部曲池穴，下肢血海穴；用面刮法或平面按揉法按揉足三里穴、公孙穴、丰隆穴。

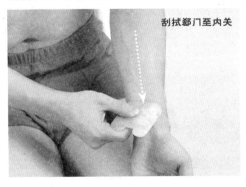

刮拭郄门至内关

小贴士

　　高脂血症患者应减少摄入高脂肪、高胆固醇类食物，如猪肉、牛肉、羊肉等肉类，以减轻消化系统的脂肪代谢负担。鱼类脂肪含量低蛋白质含量高，每星期可吃一次鱼。多吃水果、蔬菜、谷类、豆类；勤喝水可以帮助人体排毒。运动可消耗血液中多余的脂肪，高脂血症患者可坚持每天散步和慢跑。

心绞痛

心绞痛是冠状动脉供血不足，由心肌急剧、暂时缺血与缺氧所引起的疾病，常于劳动、兴奋、受寒或饱餐后突然发生。发作时患者面色苍白，表情焦虑，胸骨上段或中段疼痛。疼痛可波及大部分心前区以及肩、上腰、颈、背、上肢。

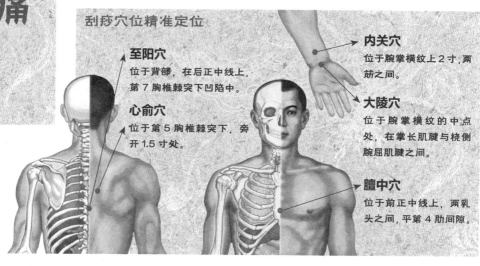

刮痧穴位精准定位

至阳穴
位于背部，在后正中线上，第7胸椎棘突下凹陷中。

心俞穴
位于第5胸椎棘突下，旁开1.5寸处。

内关穴
位于腕掌横纹上2寸，两筋之间。

大陵穴
位于腕掌横纹的中点处，在掌长肌腱与桡侧腕屈肌腱之间。

膻中穴
位于前正中线上，两乳头之间，平第4肋间隙。

专家手把手教你刮痧

1 手握刮痧板，用按压力大的手法从上向下刮拭背部至阳穴或按揉至阳穴；用面刮法刮拭双侧心俞穴。

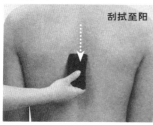

刮拭至阳

2 用单角刮法从上向下刮拭胸部膻中穴。

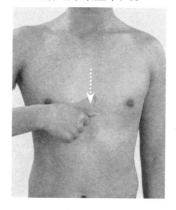

3 用平面按揉法按揉手腕部大陵穴、双侧内关穴。

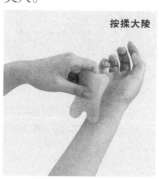

按揉大陵

小贴士

心绞痛常常会在餐后发作，所以进餐时要遵循以下几点：首先是要遵照少量多餐的原则；其次是不吃肥甘厚味，不饮酒，特别是晚餐更应当心；第三，在注意饮食清淡的前提下，也不应忽视营养成分的摄入，如蛋白质、各种维生素等，其他如牛奶、奶制品、瘦肉、鱼类、豆类、豆制品、玉米、小米等也应多吃一点。

患有高血压、糖尿病、高脂血症的老年人容易发生脑卒中。脑卒中会使脑神经细胞在几分钟内因缺氧而损坏或死亡，该部分脑神经细胞的功能也将丧失，出现中风后遗症。中风后遗症常表现为一侧肢体瘫痪麻木、口眼歪斜、语言不利等症状。中医认为中风后遗症主要是由于中风之后血脉瘀阻、风痰阻络、肾阴不足、肝阳上亢、精血不足、筋骨失养所致，刮痧对恢复某些生理功能有较好的作用。

中风后遗症

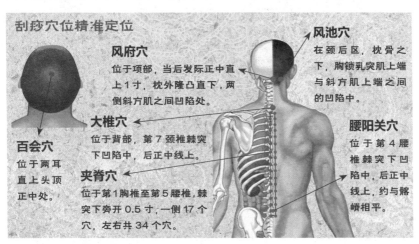

刮痧穴位精准定位

风府穴
位于项部，当后发际正中直上1寸，枕外隆凸直下，两侧斜方肌之间凹陷处。

风池穴
在颈后区，枕骨之下，胸锁乳突肌上端与斜方肌上端之间的凹陷中。

大椎穴
位于背部，第7颈椎棘突下凹陷中，后正中线上。

腰阳关穴
位于第4腰椎棘突下凹陷中，后正中线上，约与髂嵴相平。

百会穴
位于两耳直上头顶正中处。

夹脊穴
位于第1胸椎至第5腰椎，棘突下旁开0.5寸，一侧17个穴，左右共34个穴。

专家手把手教你刮痧

1 用多功能刮痧板梳刮拭全头，寻找疼痛点，重点刮拭疼痛点。

2 用单角刮法从头顶向后刮拭百会穴，从上向下刮拭后头部风池穴；用面刮法从上向下刮拭后项部风府穴。

3 用面刮法从上向下刮拭大椎穴至腰阳关穴，再以双角刮法从上向下刮拭两侧夹脊穴。

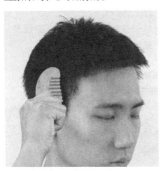

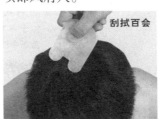
刮拭百会

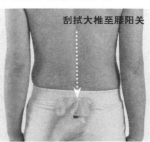
刮拭大椎至腰阳关

小贴士

中风后遗症早期康复治疗很关键，尤其在发病后前3个月内的康复治疗是获得理想恢复的最佳时期。病程超过2年以上者，恢复会缓慢些，对此类患者刮痧治疗时也要手法轻柔些，禁用重力（泻法）刮拭。

糖尿病

糖尿病是由遗传和环境因素相互作用而引起的常见病，中医称之为消渴，临床以高血糖为主要标志。常见的症状有多饮、多尿、多食以及消瘦等。长期高血糖，会导致各种组织，特别是眼、肾、心脏、血管、神经的慢性损害、功能障碍。

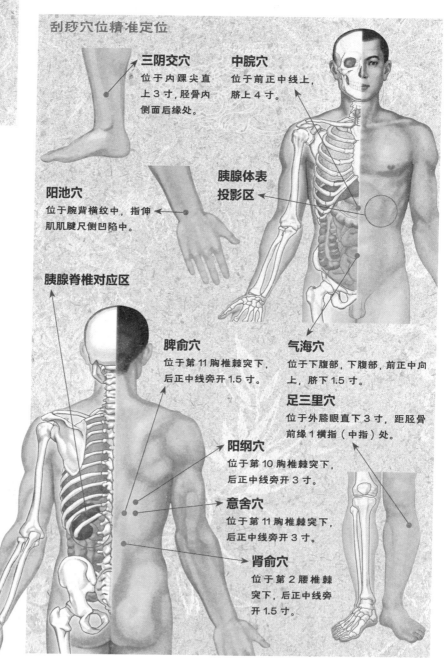

刮痧穴位精准定位

三阴交穴
位于内踝尖直上 3 寸，胫骨内侧面后缘处。

中脘穴
位于前正中线上，脐上 4 寸。

阳池穴
位于腕背横纹中，指伸肌肌腱尺侧凹陷中。

胰腺体表投影区

胰腺脊椎对应区

脾俞穴
位于第 11 胸椎棘突下，后正中线旁开 1.5 寸。

气海穴
位于下腹部，下腹部，前正中向上，脐下 1.5 寸。

足三里穴
位于外膝眼直下 3 寸，距胫骨前缘 1 横指（中指）处。

阳纲穴
位于第 10 胸椎棘突下，后正中线旁开 3 寸。

意舍穴
位于第 11 胸椎棘突下，后正中线旁开 3 寸。

肾俞穴
位于第 2 腰椎棘突下，后正中线旁开 1.5 寸。

专家手把手教你刮痧

1 用面刮法和双角刮法自上而下刮拭胰腺脊椎对应区。

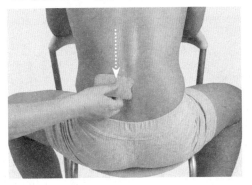

3 用面刮法从上向下刮拭背部双侧膀胱经脾俞穴至肾俞穴，阳纲穴至意舍穴。

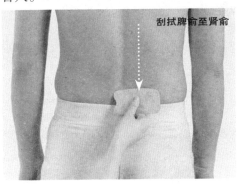

刮拭脾俞至肾俞

5 用平面按揉法按揉腕部阳池穴，用刮痧板角按揉或从上至下刮拭下肢足三里穴、三阴交穴。

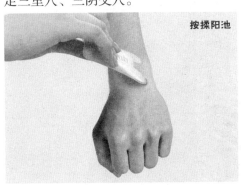

按揉阳池

2 用平刮法由内向外刮拭胁肋部胰腺体表投影区。

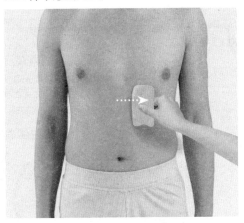

4 用面刮法从上向下刮拭腹部任脉中脘穴至气海穴。以神阙穴（即肚脐）为界，分上下两段刮拭。

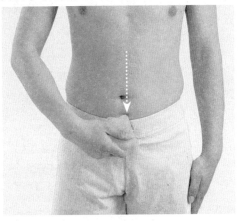

小贴士

　　糖尿病患者皮肤组织的糖原含量增高，会给霉菌、细菌的感染创造良好的环境。故刮拭时要注意保护皮肤，一定要涂刮痧油，手法宜轻柔，避免皮肤破损引发感染。因其肢体远端感觉不灵敏，更要防止损伤。

冠心病

冠心病又称冠状动脉粥样硬化性心脏病，由于脂质代谢不正常，血液中的脂质沉着造成动脉腔狭窄，使血流受阻，导致心脏缺血，产生心绞痛。刮痧有助于疏通心脉，对缓解心绞痛发作也有一定的疗效。

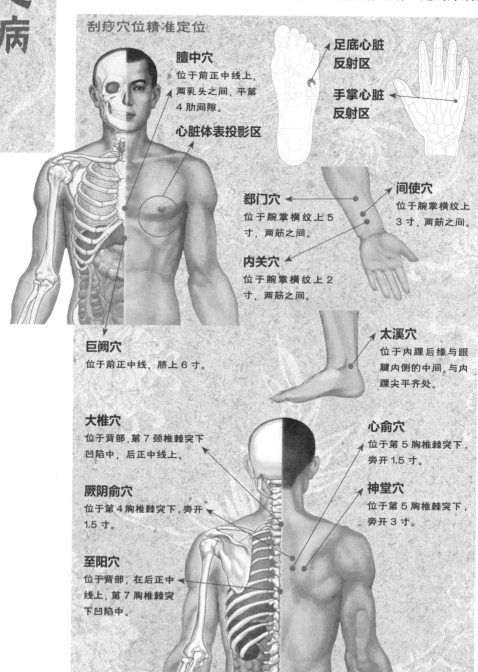

刮痧穴位精准定位

膻中穴
位于前正中线上，两乳头之间，平第4肋间隙。

心脏体表投影区

足底心脏反射区

手掌心脏反射区

郄门穴
位于腕掌横纹上5寸，两筋之间。

间使穴
位于腕掌横纹上3寸，两筋之间。

内关穴
位于腕掌横纹上2寸，两筋之间。

巨阙穴
位于前正中线，脐上6寸。

太溪穴
位于内踝后缘与跟腱内侧的中间，与内踝尖平齐处。

大椎穴
位于背部，第7颈椎棘突下凹陷中，后正中线上。

心俞穴
位于第5胸椎棘突下，旁开1.5寸。

厥阴俞穴
位于第4胸椎棘突下，旁开1.5寸。

神堂穴
位于第5胸椎棘突下，旁开3寸。

至阳穴
位于背部，在后正中线上，第7胸椎棘突下凹陷中。

专家手把手教你刮痧

1 用平刮法从内向外刮拭胸部心脏体表投影区，用单角刮法从上向下刮拭任脉膻中穴至巨阙穴。

2 以单角按揉法刮拭手掌和足底心脏反射区。

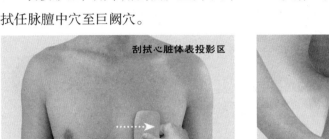
刮拭心脏体表投影区

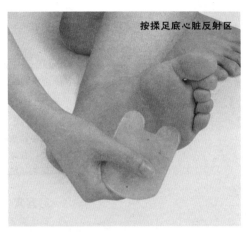
按揉足底心脏反射区

3 用面刮法从上向下刮拭上肢双侧心包经郄门穴经间使穴至内关穴；用平面按揉法按揉下肢肾经太溪穴。

4 用面刮法从上向下刮拭背部督脉大椎穴至至阳穴，膀胱经厥阴俞穴、心俞穴、神堂穴。

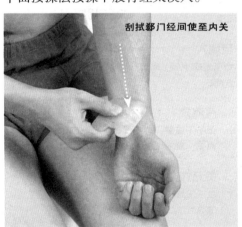
刮拭郄门经间使至内关

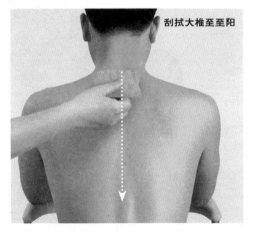
刮拭大椎至至阳

小贴士

一旦出现了心绞痛的症状，要立即休息，同时要舌下含化1片硝酸甘油，一般经休息或含化硝酸甘油，一两分钟内心绞痛就可以缓解。若当时无药，可自己用重力按揉上页所示郄门穴和内关穴，他人也可帮助按揉至阳穴，能迅速缓解心绞痛。休息片刻，待疼痛缓解后迅速送医院治疗。

风湿性心脏病是由于风湿病的反复发作，累及心脏所引起的慢性心瓣膜损害，形成瓣膜口的狭窄或关闭不全，导致血液动力学改变，最后出现心功能代偿不全，发生充血性心力衰竭。中医认为本病与心血不足或心阳衰微、风湿趁机内陷有关。刮痧治疗可改善本病症状。

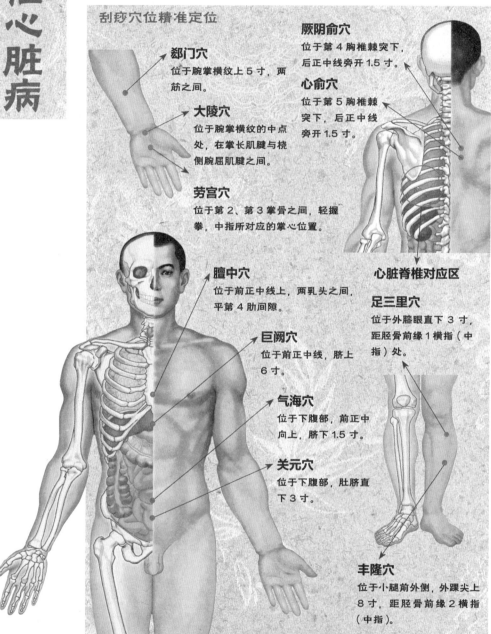

刮痧穴位精准定位

郄门穴
位于腕掌横纹上 5 寸，两筋之间。

大陵穴
位于腕掌横纹的中点处，在掌长肌腱与桡侧腕屈肌腱之间。

劳宫穴
位于第 2、第 3 掌骨之间，轻握拳，中指所对应的掌心位置。

厥阴俞穴
位于第 4 胸椎棘突下，后正中线旁开 1.5 寸。

心俞穴
位于第 5 胸椎棘突下，后正中线旁开 1.5 寸。

膻中穴
位于前正中线上，两乳头之间，平第 4 肋间隙。

巨阙穴
位于前正中线，脐上 6 寸。

气海穴
位于下腹部，前正中向上，脐下 1.5 寸。

关元穴
位于下腹部，肚脐直下 3 寸。

心脏脊椎对应区

足三里穴
位于外膝眼直下 3 寸，距胫骨前缘 1 横指（中指）处。

丰隆穴
位于小腿前外侧，外踝尖上 8 寸，距胫骨前缘 2 横指（中指）。

专家手把手教你刮痧

1 以平刮法自上而下依次刮拭背部心
脏脊椎对应区。用刮痧板角按揉双
侧厥阴俞穴和心俞穴。

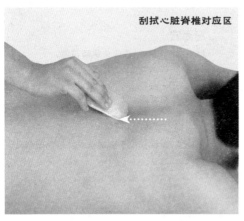
刮拭心脏脊椎对应区

2 用角刮法从上向下刮拭胸部膻中穴
至巨阙穴，腹部气海穴至关元穴。

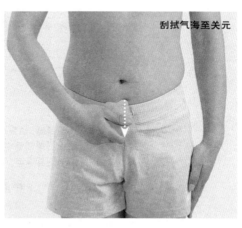
刮拭气海至关元

3 用角刮法从上向下刮拭上肢内侧郄
门穴至大陵穴，用刮痧板角按揉手
心劳宫穴。

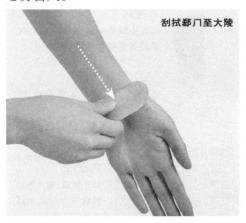
刮拭郄门至大陵

4 用面刮法从上向下刮拭下肢外侧胃
经足三里穴至丰隆穴。

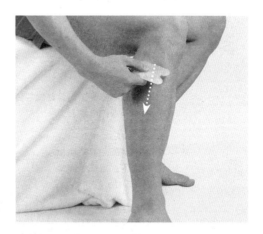

小贴士

　　风湿性心脏病患者严禁参加重体力劳动，以免增加心脏负担。病人伴有心功能
不全或风湿时应绝对卧床休息。要注意防止因呼吸道感染引起风湿活动，加重病情。
心功能不全者应控制水分的摄入，饮食中适量限制钠盐，切忌食用腌制食品。刮痧
可以促进毛细血管破裂，以破裂后的刺激促进新的循环，这虽能改善病情，但同时
也会增加心脏负担，因此，严重的心脏病患者不宜刮痧。

哮喘

哮喘是常见的反复发作的呼吸系统疾病，一般表现为阵发性气急、胸闷、呼吸困难、哮鸣、咳嗽和咳痰。其诱发因素包括雾霾、粉尘、花粉、冷空气、油烟、化学气味等。支气管哮喘、喘息性慢性支气管炎、阻塞性肺气肿以及其他疾病所见的呼吸困难皆可照此刮痧治疗。

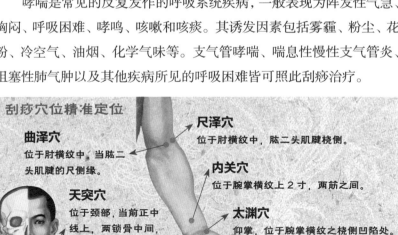

刮痧穴位精准定位

曲泽穴
位于肘横纹中，当肱二头肌腱的尺侧缘。

尺泽穴
位于肘横纹中，肱二头肌腱桡侧。

内关穴
位于腕掌横纹上2寸，两筋之间。

天突穴
位于颈部，当前正中线上，两锁骨中间，胸骨上窝中央。

太渊穴
仰掌，位于腕掌横纹之桡侧凹陷处。

中府穴
在胸部，位于前正中线旁开6寸，第1肋间隙中。

足三里穴
位于外膝眼直下3寸，距胫骨前缘1横指（中指）处。

膻中穴
位于前正中线上，两乳头之间，平第4肋间隙。

丰隆穴
位于小腿前外侧，外踝尖上8寸，距胫骨前缘2横指（中指）。

大椎穴
位于背部，第7颈椎棘突下凹陷中，后正中线上。

定喘穴
位于后正中线上，第7颈椎棘突下（大椎穴），后正中线旁开0.5寸。

膈俞穴
位于背部，第7胸椎棘突下，后正中线旁开1.5寸。

至阳穴
位于背部，在后正中线上，第7胸椎棘突下凹陷中。

大杼穴
位于背部，第1胸椎棘突下，后正中线旁开1.5寸。

志室穴
位于腰部，第2腰椎棘突下，后正中线旁开3寸。

肾俞穴
位于腰部，第2腰椎棘突下，旁开1.5寸。

专家手把手教你刮痧

1 用角刮法从上至下刮拭胸部任脉天突穴至膻中穴。然后由内向外刮拭前胸，重点刮拭肺经双侧中府穴。

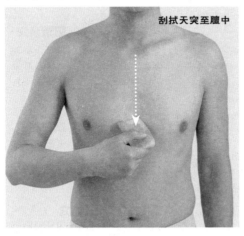
刮拭天突至膻中

2 用面刮法从上至下刮拭上肢双侧曲泽穴经内关穴直至中指尖。咳嗽加双侧尺泽穴至太渊穴；咳痰加双侧足三里穴至丰隆穴。

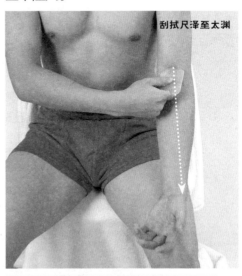
刮拭尺泽至太渊

3 用面刮法从上至下刮拭背部督脉大椎穴至至阳穴；双侧大杼穴至膈俞穴，双侧志室穴、肾俞穴，双侧奇穴定喘穴。

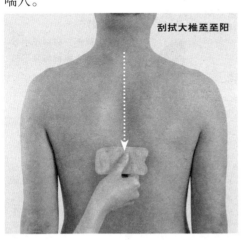
刮拭大椎至至阳

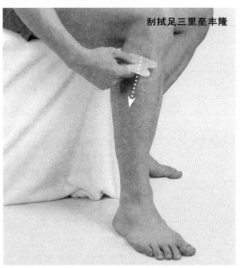
刮拭足三里至丰隆

小贴士

　　哮喘患者要注意避免诱发因素，如粉尘、花粉、冷空气、油烟等。饮食宜清淡，少刺激，不宜过饱、过咸、过甜，忌生冷、酒、辛辣等刺激性食物。一旦发现某种食物可诱发支气管哮喘，则应避免进食。

慢性肝炎

慢性肝炎多是由急性肝炎误诊、误治或病毒感染、自身免疫功能紊乱及某些药物的毒副作用，使肝炎迁延不愈所致。主要表现为全身乏力、食欲减退、腹胀、肝区闷胀或隐隐作痛等。刮痧可起到疏肝理气健脾、清热利湿等作用，对慢性肝炎的康复有促进作用。

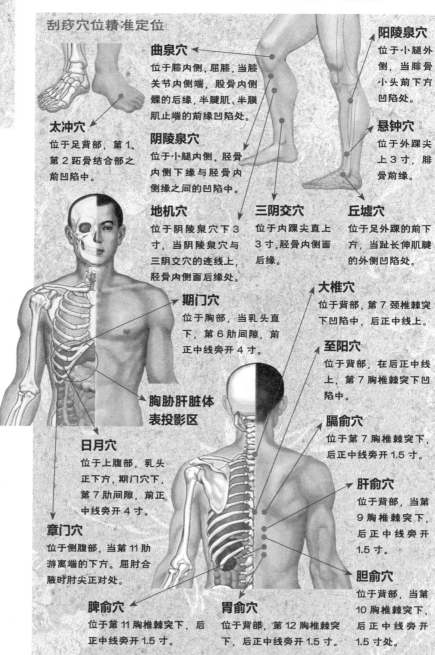

刮痧穴位精准定位

曲泉穴
位于膝内侧，屈膝，当膝关节内侧端，股骨内侧髁的后缘，半腱肌、半膜肌止端的前缘凹陷处。

阳陵泉穴
位于小腿外侧，当腓骨小头前下方凹陷处。

悬钟穴
位于外踝尖上3寸，腓骨前缘。

太冲穴
位于足背部，第1、第2跖骨结合部之前凹陷中。

阴陵泉穴
位于小腿内侧，胫骨内侧下缘与胫骨内侧缘之间的凹陷中。

地机穴
位于阴陵泉穴下3寸，当阴陵泉穴与三阴交穴的连线上，胫骨内侧面后缘处。

三阴交穴
位于内踝尖直上3寸，胫骨内侧面后缘。

丘墟穴
位于足外踝的前下方，当趾长伸肌腱的外侧凹陷处。

期门穴
位于胸部，当乳头直下，第6肋间隙，前正中线旁开4寸。

大椎穴
位于背部，第7颈椎棘突下凹陷中，后正中线上。

至阳穴
位于背部，在后正中线上，第7胸椎棘突下凹陷中。

膈俞穴
位于第7胸椎棘突下，后正中线旁开1.5寸。

胸胁肝脏体表投影区

日月穴
位于上腹部，乳头正下方，期门穴下，第7肋间隙，前正中线旁开4寸。

肝俞穴
位于背部，当第9胸椎棘突下，后正中线旁开1.5寸。

章门穴
位于侧腹部，当第11肋游离端的下方。屈肘合腋时肘尖正对处。

胆俞穴
位于背部，当第10胸椎棘突下，后正中线旁开1.5寸处。

脾俞穴
位于第11胸椎棘突下，后正中线旁开1.5寸。

胃俞穴
位于背部，第12胸椎棘突下，后正中线旁开1.5寸。

专家手把手教你刮痧

1 用面刮法刮拭胸胁肝脏体表投影区，从内向外刮拭，重点刮拭右侧期门穴、日月穴、章门穴。

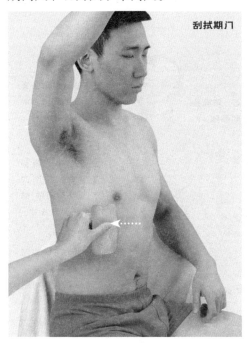

刮拭期门

3 用面刮法刮拭下肢肝经，由曲泉穴和阴陵泉穴处，向下经地机穴、三阴交穴，刮至太冲穴；再刮胆经，由阳陵泉穴沿小腿外侧，经悬钟穴刮至丘墟穴。

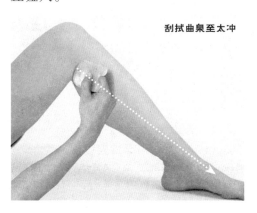

刮拭曲泉至太冲

2 用面刮法从上至下由大椎穴处沿后正中线，经身柱穴刮至至阳穴；再用面刮法刮拭背部膈俞穴至胃俞穴，重刮肝俞穴、胆俞穴、脾俞穴、胃俞穴。

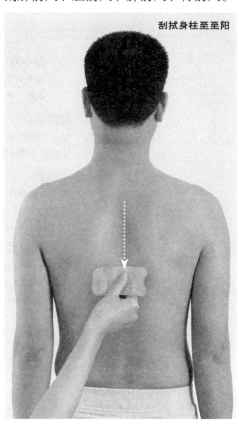

刮拭身柱至至阳

小贴士

酒精与药物均经肝脏代谢，因此慢性肝炎患者应戒酒，慎用药物。饮食以清淡、易消化、富含营养为原则，不宜多吃刺激性强的食物，如葱、姜、蒜以及煎炸烧烤制品。精神因素对慢性肝炎病情影响较大，因此要注意保持乐观情绪，且不宜劳累。

脂肪肝

脂肪肝是指由各种原因引起的肝细胞内脂肪堆积过多的病变。其表现多样，轻度脂肪肝仅有疲乏感，中重度脂肪肝可有食欲不振、疲倦乏力、恶心、呕吐、体重减轻、肝区或右上腹隐痛等。脂肪肝多为过食肥甘厚味，或嗜酒过度，或感受湿热毒邪，或情志失调所致，刮痧能清脂排毒，有助逆转病情。

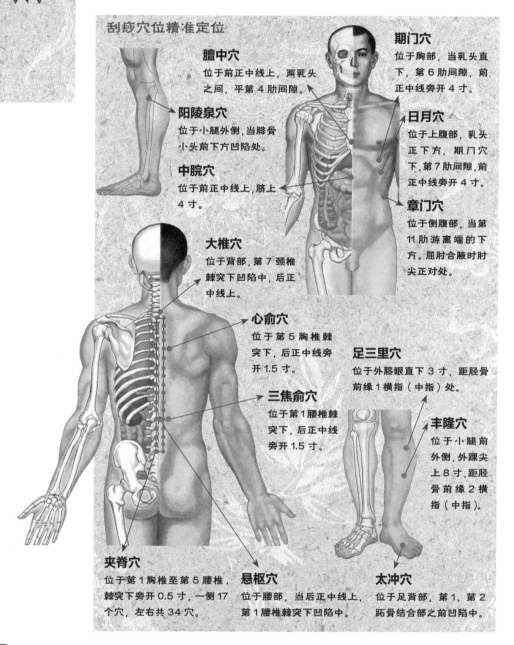

刮痧穴位精准定位

膻中穴
位于前正中线上，两乳头之间，平第4肋间隙。

期门穴
位于胸部，当乳头直下，第6肋间隙，前正中线旁开4寸。

阳陵泉穴
位于小腿外侧，当腓骨小头前下方凹陷处。

日月穴
位于上腹部，乳头正下方，期门穴下，第7肋间隙，前正中线旁开4寸。

中脘穴
位于前正中线上，脐上4寸。

章门穴
位于侧腹部，当第11肋游离端的下方。屈肘合腋时肘尖正对处。

大椎穴
位于背部，第7颈椎棘突下凹陷中，后正中线上。

心俞穴
位于第5胸椎棘突下，后正中线旁开1.5寸。

足三里穴
位于外膝眼直下3寸，距胫骨前缘1横指（中指）处。

三焦俞穴
位于第1腰椎棘突下，后正中线旁开1.5寸。

丰隆穴
位于小腿前外侧，外踝尖上8寸，距胫骨前缘2横指（中指）。

夹脊穴
位于第1胸椎至第5腰椎，棘突下旁开0.5寸，一侧17个穴，左右共34穴。

悬枢穴
位于腰部，当后正中线上，第1腰椎棘突下凹陷中。

太冲穴
位于足背部，第1、第2跖骨结合部之前凹陷中。

专家手把手教你刮痧

1 用平刮法从上至下刮拭膻中穴至中脘穴，再用平面按揉法按揉中脘穴20~30下。

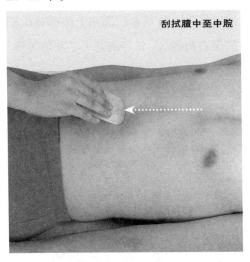

刮拭膻中至中脘

2 用角刮法从内向外刮拭胸胁部期门穴、章门穴、日月穴，用角揉法按揉足部太冲穴20~30下，以感到酸胀为度。

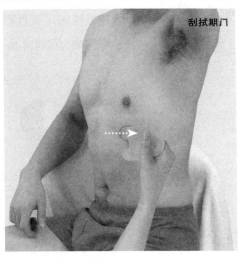

刮拭期门

3 用面刮法从上至下刮拭后背督脉大椎穴至悬枢穴、膀胱经心俞穴至三焦俞穴，用双角刮法刮拭双侧夹脊穴。

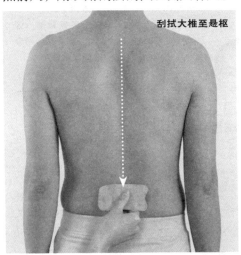

刮拭大椎至悬枢

4 用面刮法从上至下刮拭下肢外侧胆经阳陵泉穴、胃经足三里穴至丰隆穴。

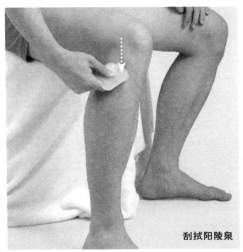

刮拭阳陵泉

小贴士

　　脂肪肝患者最重要的是要做好饮食控制，同时要坚持运动，如果没有炎症，一般不用药物治疗。

　　慢性胆囊炎大多数会合并胆囊结石即胆石症，少数为非胆石性慢性胆囊炎。本病大多为慢性起病，亦可由急性胆囊炎反复发作而来。慢性胆囊炎或胆石症多数表现为胆源性消化不良，厌油腻食物、上腹部闷胀、嗳气、胃部灼热等，与溃疡病或慢性阑尾炎近似；急性发作时，可见右肋部和上腹部持续剧烈疼痛，有时疼痛会放射至右肩胛区，常伴有恶心、发热等症。

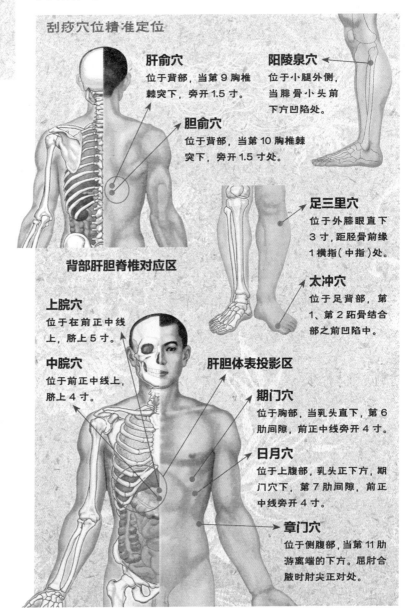

刮痧穴位精准定位

肝俞穴
位于背部，当第 9 胸椎棘突下，旁开 1.5 寸。

胆俞穴
位于背部，当第 10 胸椎棘突下，旁开 1.5 寸处。

阳陵泉穴
位于小腿外侧，当腓骨小头前下方凹陷处。

足三里穴
位于外膝眼直下 3 寸，距胫骨前缘 1 横指（中指）处。

太冲穴
位于足背部，第 1、第 2 跖骨结合部之前凹陷中。

背部肝胆脊椎对应区

上脘穴
位于在前正中线上，脐上 5 寸。

中脘穴
位于前正中线上，脐上 4 寸。

肝胆体表投影区

期门穴
位于胸部，当乳头直下，第 6 肋间隙，前正中线旁开 4 寸。

日月穴
位于上腹部，乳头正下方，期门穴下，第 7 肋间隙，前正中线旁开 4 寸。

章门穴
位于侧腹部，当第 11 肋游离端的下方。屈肘合腋时肘尖正对处。

专家手把手教你刮痧

1 用平刮法从内向外刮拭右胁肋部肝胆体表投影区，重点刮拭右侧期门穴、章门穴、日月穴。

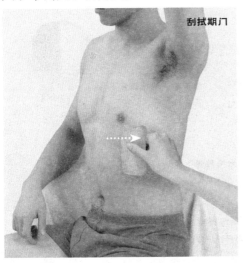
刮拭期门

2 用平刮法从内向外刮拭右背部肝胆脊椎对应区。用面刮法从上向下刮拭背部肝俞穴、胆俞穴。

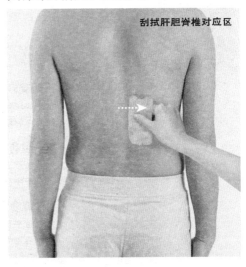
刮拭肝胆脊椎对应区

3 用面刮法从上向下刮拭腹部上脘穴至中脘穴。

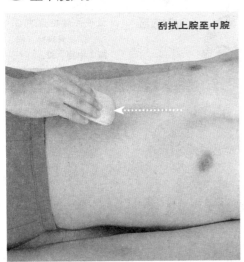
刮拭上脘至中脘

4 用平面按揉法按揉右下肢阳陵泉穴。用按压力大、速度慢的手法刮拭双侧足三里穴。用垂直按揉法按揉双侧太冲穴。

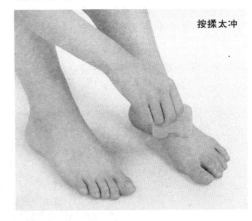
按揉太冲

小贴士

　　刮痧只适用于慢性期辅助治疗，对于疾病急性发作期及剧烈的胆绞痛，必须就医治疗，以免延误病情。

慢性胃炎

　　慢性胃炎是由于不良饮食习惯、长期忧思恼怒、烟酒或某种药物长期刺激而引起的胃黏膜慢性炎症或萎缩性病变，其症状多表现为进食后有饱胀感、嗳气，可伴有食欲减退、恶心、呕吐等，常反复发作。由幽门螺杆菌引起的慢性胃炎多数无症状，自身免疫性胃炎患者还可伴有贫血表现。

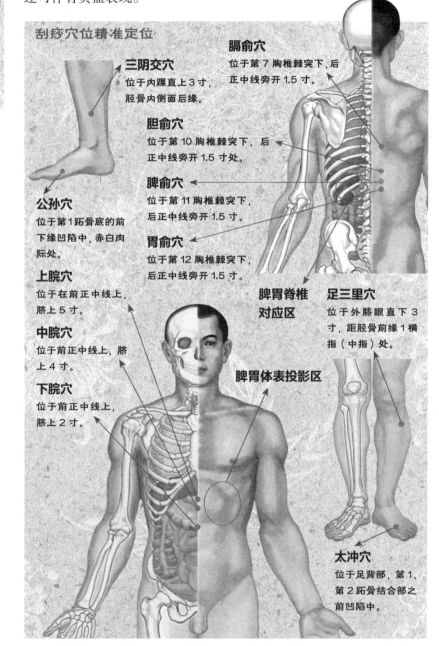

刮痧穴位精准定位

三阴交穴
位于内踝直上3寸，胫骨内侧面后缘。

公孙穴
位于第1跖骨底的前下缘凹陷中，赤白肉际处。

上脘穴
位于在前正中线上，脐上5寸。

中脘穴
位于前正中线上，脐上4寸。

下脘穴
位于前正中线上，脐上2寸。

膈俞穴
位于第7胸椎棘突下，后正中线旁开1.5寸。

胆俞穴
位于第10胸椎棘突下，后正中线旁开1.5寸处。

脾俞穴
位于第11胸椎棘突下，后正中线旁开1.5寸。

胃俞穴
位于第12胸椎棘突下，后正中线旁开1.5寸。

脾胃脊椎对应区

脾胃体表投影区

足三里穴
位于外膝眼直下3寸，距胫骨前缘1横指（中指）处。

太冲穴
位于足背部，第1、第2跖骨结合部之前凹陷中。

专家手把手教你刮痧

1 用平刮法从上向下刮腹部脾胃体表投影区。

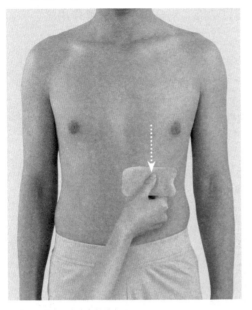

2 面刮法从上向下刮拭腹部任脉上脘穴、中脘穴、下脘穴。

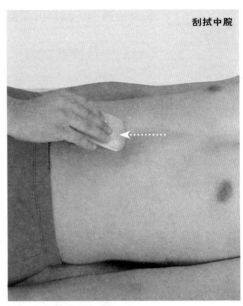

刮拭中脘

3 用面刮法从上向下刮拭背部脾胃脊椎对应区。用双角刮法从上向下刮拭膈俞穴、胆俞穴、脾俞穴、胃俞穴。

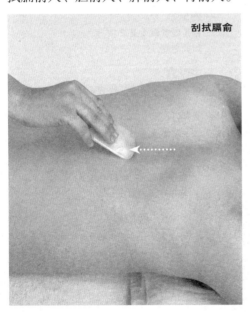

刮拭膈俞

4 用面刮法从上向下刮拭下肢胃经足三里穴，脾经三阴交穴、公孙穴，用垂直按揉法按揉肝经太冲穴。

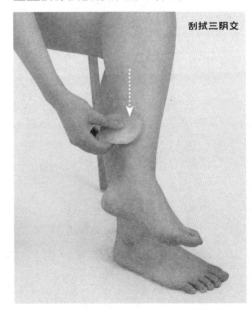

刮拭三阴交

慢性肠炎

慢性肠炎多由急性肠炎迁延或反复发作而来。以间断性腹部隐痛、腹胀、腹泻为主要表现。遇冷、进油腻之物、遇情绪波动或劳累后尤甚。过度疲劳、情绪激动、过度精神紧张、营养不良，都是慢性肠炎的诱因。刮痧可以提升肠胃功能，对病情起到缓解作用。

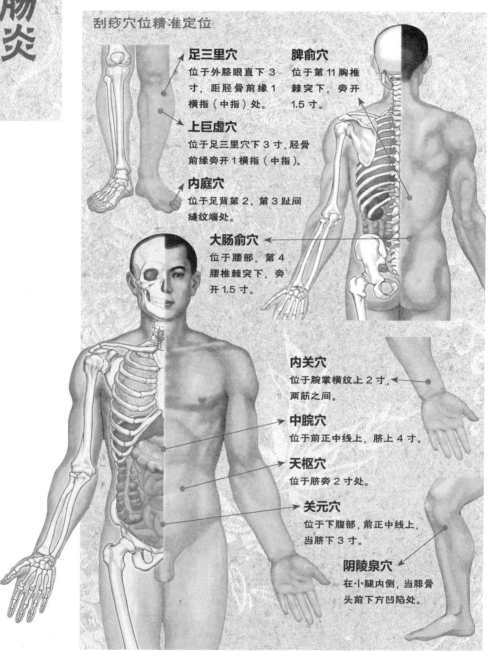

刮痧穴位精准定位

足三里穴
位于外膝眼直下3寸，距胫骨前缘1横指（中指）处。

脾俞穴
位于第11胸椎棘突下，旁开1.5寸。

上巨虚穴
位于足三里穴下3寸，胫骨前缘旁开1横指（中指）。

内庭穴
位于足背第2、第3趾间缝纹端处。

大肠俞穴
位于腰部，第4腰椎棘突下，旁开1.5寸。

内关穴
位于腕掌横纹上2寸，两筋之间。

中脘穴
位于前正中线上，脐上4寸。

天枢穴
位于脐旁2寸处。

关元穴
位于下腹部，前正中线上，当脐下3寸。

阴陵泉穴
在小腿内侧，当腓骨头前下方凹陷处。

专家手把手教你刮痧

1 用面刮法从上至下刮拭腹部正中线中脘穴至关元穴，肚脐上下分段刮拭。然后用角揉法揉按中脘穴、关元穴、天枢穴。

2 用面刮法从上至下刮拭背部脾俞穴至大肠俞穴，刮至皮肤发红或出现痧痕为止。

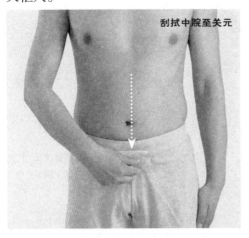
刮拭中脘至关元

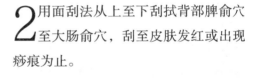
刮拭脾俞至大肠俞

3 用面刮法从上至下刮拭上肢内侧内关穴，用力轻柔，刮 30 下，出痧为度。

4 用面刮法从上至下重刮下肢内侧阴陵泉穴和外侧足三里穴至上巨虚穴，各 30 下，可不出痧。最后刮拭足部内庭穴，用刮板角刮拭，出痧为度。

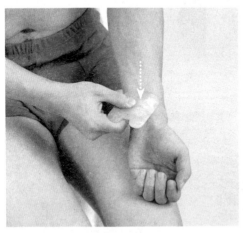

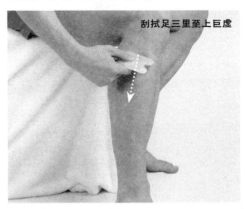
刮拭足三里至上巨虚

小贴士

　　慢性肠炎患者消化吸收功能差，应食用易消化半流少渣的食物，并且少量多餐，以增加营养，改善症状。如有脱水低钠现象，可多食菜叶汤来补充水、盐和维生素。排气、腹泻过多时，应少食糖及易产气的食物，如薯类、豆类、牛奶等。

消化性溃疡主要指发生于胃和十二指肠的慢性溃疡。溃疡形成因素较多，主要是酸性胃液侵蚀消化道黏膜所致。刮痧通过对胃肠消化功能的调节，从而抑制胃酸分泌。

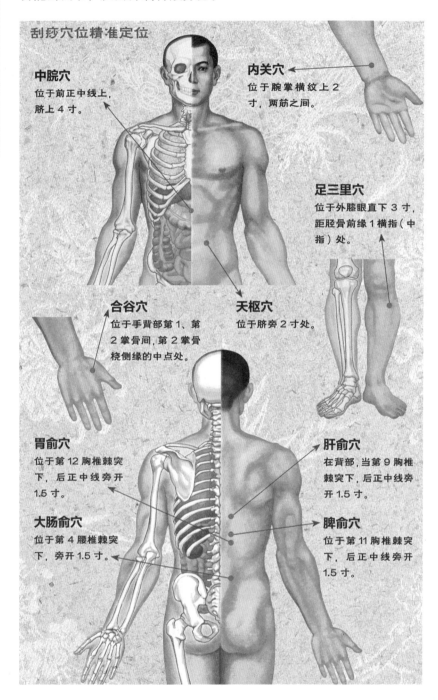

刮痧穴位精准定位

中脘穴
位于前正中线上，脐上4寸。

内关穴
位于腕掌横纹上2寸，两筋之间。

足三里穴
位于外膝眼直下3寸，距胫骨前缘1横指（中指）处。

合谷穴
位于手背部第1、第2掌骨间，第2掌骨桡侧缘的中点处。

天枢穴
位于脐旁2寸处。

胃俞穴
位于第12胸椎棘突下，后正中线旁开1.5寸。

大肠俞穴
位于第4腰椎棘突下，旁开1.5寸。

肝俞穴
在背部，当第9胸椎棘突下，后正中线旁开1.5寸。

脾俞穴
位于第11胸椎棘突下，后正中线旁开1.5寸。

专家手把手教你刮痧

1 用面刮法刮拭背部脾俞穴经胃俞穴至大肠俞穴，刮至皮肤微红或出痧。

2 用面刮法分别从上至下刮拭腹部的中脘穴、天枢穴，刮至皮肤微红或出痧。

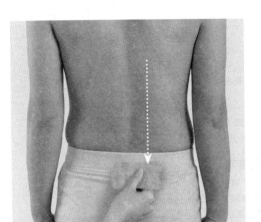

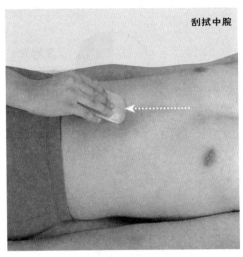

刮拭中脘

3 用角刮法从上向下刮拭手臂内侧内关穴、虎口处合谷穴，刮至皮肤微红。

4 用刮痧板角按揉小腿外侧足三里穴，至产生酸胀感，然后从上向下刮拭15下。

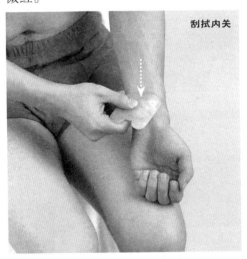

刮拭内关

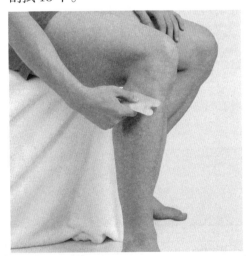

小贴士

　　消化性溃疡患者忌空腹上班和空腹睡觉。要避免或杜绝烟、酒、辛辣食物、浓茶、咖啡，否则对溃疡的愈合很不利。

中暑

中暑是夏季在烈日或高温环境下劳动或活动时，因暑热侵袭，致邪热内郁、体温调节功能失常而发生的急性病变。刮痧能清解肺热，清利头目，可用来预防中暑，并对中暑症状起到缓解作用。

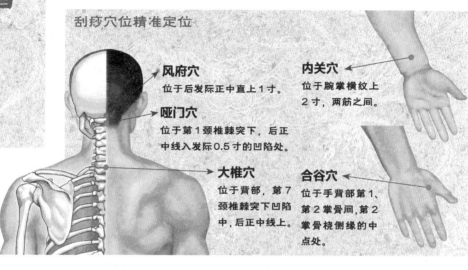

刮痧穴位精准定位

风府穴
位于后发际正中直上1寸。

哑门穴
位于第1颈椎棘突下，后正中线入发际0.5寸的凹陷处。

大椎穴
位于背部，第7颈椎棘突下凹陷中，后正中线上。

内关穴
位于腕掌横纹上2寸，两筋之间。

合谷穴
位于手背部第1、第2掌骨间，第2掌骨桡侧缘的中点处。

专家手把手教你刮痧

1 用面刮法刮拭后头部风府穴至哑门穴，自上而下刮拭大椎穴，至出痧止。可解热、醒脑、开窍。

2 用角刮法刮拭前臂内关穴、合谷穴。可除烦、和胃、降逆、止呕。

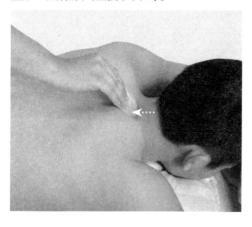

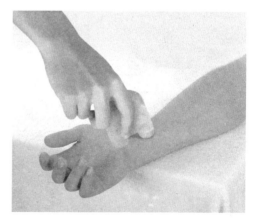

小贴士

中暑之后应迅速将患者转移至清凉、通风的地方，给予冷饮或淡盐水300~500毫升。并给其服用藿香正气水、十滴水、仁丹、千金消暑丸等解暑药物。若遇昏厥、虚脱现象，应迅速按揉水沟穴（人中），直至苏醒。

心悸，即心律不齐，也就是通常所说的心慌，是患者自觉心中悸动，甚至不能自主的一类疾病。心悸多呈阵发性，也有持续者，可伴有胸闷、胸痛、气短喘息，或头晕失眠等症。若无缘无故心跳或快或慢或重，或忽跳忽止，就说明你的心脏生病了，应及时就医。

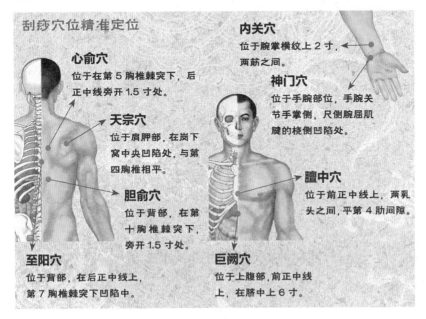

刮痧穴位精准定位

内关穴
位于腕掌横纹上 2 寸，两筋之间。

心俞穴
位于在第 5 胸椎棘突下，后正中线旁开 1.5 寸处。

神门穴
位于手腕部位，手腕关节手掌侧，尺侧腕屈肌腱的桡侧凹陷处。

天宗穴
位于肩胛部，在岗下窝中央凹陷处，与第四胸椎相平。

胆俞穴
位于背部，在第十胸椎棘突下，旁开 1.5 寸处。

膻中穴
位于前正中线上，两乳头之间，平第 4 肋间隙。

至阳穴
位于背部，在后正中线上，第 7 胸椎棘突下凹陷中。

巨阙穴
位于上腹部，前正中线上，在脐中上 6 寸。

专家手把手教你刮痧

1 用面刮法从上向下刮拭背部心俞穴、天宗穴、至阳穴、胆俞穴。

2 以面刮法刮拭膻中穴至巨阙穴段。

3 用面刮法刮拭内关穴、神门穴。

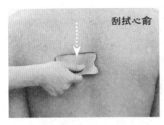

刮拭心俞

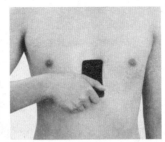

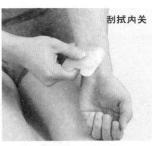

刮拭内关

小贴士

心悸患者应保持精神乐观、情绪稳定，避免惊恐刺激及忧思恼怒等，生活作息要有规律。饮食有节，宜进食营养丰富而易消化吸收的食物，宜低脂、低盐饮食，忌烟酒、浓茶。症状轻者可从事适当体力活动，以不觉劳累、不加重症状为度，避免剧烈活动。重症心悸患者应卧床休息，还应及早发现先兆症状，做好急救准备。

咽喉肿痛

咽喉肿痛以咽喉部红肿疼痛、吞咽不适为特征，又称"喉痹"。咽喉肿痛以扁桃体炎、咽炎和单纯性喉炎、扁桃体周围脓肿等最为多见。起病急，一般会持续4~6天，多次发作后易转为慢性。

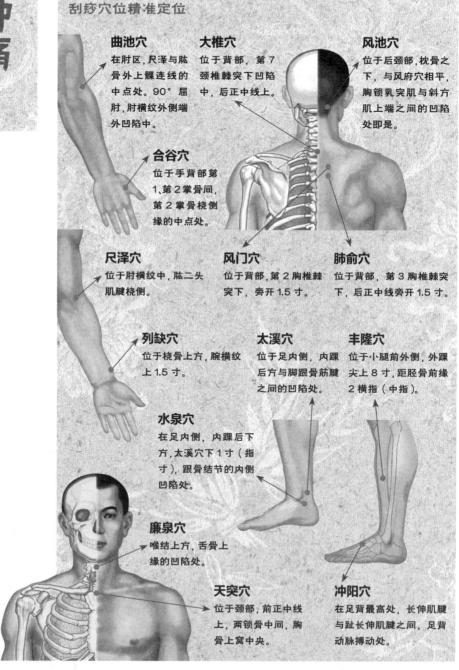

刮痧穴位精准定位

曲池穴
在肘区，尺泽与肱骨外上髁连线的中点处。90°屈肘，肘横纹外侧端外凹陷中。

大椎穴
位于背部，第7颈椎棘突下凹陷中，后正中线上。

风池穴
位于后颈部，枕骨之下，与风府穴相平，胸锁乳突肌与斜方肌上端之间的凹陷处即是。

合谷穴
位于手背部第1、第2掌骨间，第2掌骨桡侧缘的中点处。

尺泽穴
位于肘横纹中，肱二头肌腱桡侧。

风门穴
位于背部，第2胸椎棘突下，旁开1.5寸。

肺俞穴
位于背部，第3胸椎棘突下，后正中线旁开1.5寸。

列缺穴
位于桡骨上方，腕横纹上1.5寸。

太溪穴
位于足内侧，内踝后方与脚跟骨筋腱之间的凹陷处。

丰隆穴
位于小腿前外侧，外踝尖上8寸，距胫骨前缘2横指（中指）。

水泉穴
在足内侧，内踝后下方，太溪穴下1寸（指寸），跟骨结节的内侧凹陷处。

廉泉穴
喉结上方，舌骨上缘的凹陷处。

天突穴
位于颈部，前正中线上，两锁骨中间，胸骨上窝中央。

冲阳穴
在足背最高处，长伸肌腱与趾长伸肌腱之间，足背动脉搏动处。

专家手把手教你刮痧

1 放松身体，用面刮法从上向下缓慢刮拭廉泉穴。

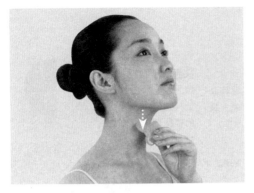

3 以面刮法从上向下刮拭背部大椎穴、双侧风门穴至肺俞穴。

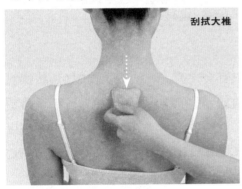

刮拭大椎

5 用面刮法刮拭下肢丰隆穴、冲阳穴，再用平面按揉法按揉太溪穴和水泉穴。

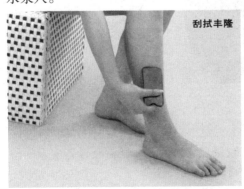

刮拭丰隆

2 用单角刮法缓慢轻刮天突穴，再用单角刮法刮拭双侧风池穴。

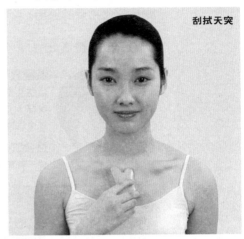

刮拭天突

4 以面刮法刮拭上肢曲池穴、尺泽穴、列缺穴，再用平面按揉法按揉手背合谷穴。

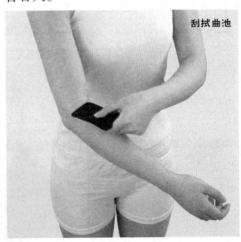

刮拭曲池

小贴士

　　预防咽喉肿痛的关键是锻炼身体，增强体质，换季时注意增减衣物，避免受凉，预防感冒。此外，还应讲究个人卫生，养成良好的卫生习惯。

眩晕

眩晕的主要表现为头晕、眼花。轻者闭目可止，重者如坐车船、旋转不定，不能站立，或伴有恶心呕吐、汗出、面色苍白等症状。严重时可突然扑倒。中医认为肝阳上亢、痰瘀内阻或脑髓不充、脑窍失养是导致眩晕的原因。

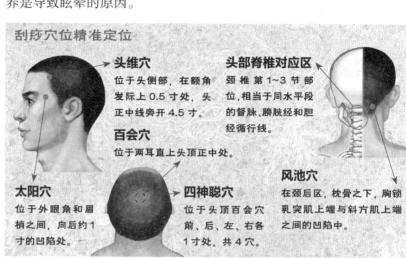

刮痧穴位精准定位

头维穴
位于头侧部，在额角发际上 0.5 寸处，头正中线旁开 4.5 寸。

头部脊椎对应区
颈椎第 1~3 节部位，相当于同水平段的督脉、膀胱经和胆经循行线。

百会穴
位于两耳直上头顶正中处。

太阳穴
位于外眼角和眉梢之间，向后约 1 寸的凹陷处。

四神聪穴
位于头顶百会穴前、后、左、右各 1 寸处，共 4 穴。

风池穴
在颈后区，枕骨之下，胸锁乳突肌上端与斜方肌上端之间的凹陷中。

专家手把手教你刮痧

1 用面刮法和双角刮法刮拭头部脊椎对应区。

2 用面刮法以百会穴为起点分别向四神聪穴方向刮拭。

3 用平面按揉法按揉双侧太阳穴，用单角刮法刮拭头维穴，并刮拭后头部风池穴。

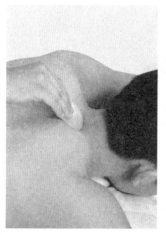

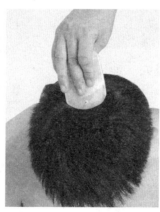

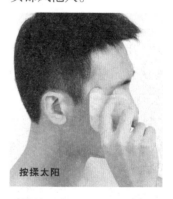

按揉太阳

小贴士

内耳性眩晕症（又称梅尼埃病）、晕动病、急性迷路炎、高血压病、高脂血症、脑动脉硬化、贫血、神经衰弱等病也会伴有眩晕现象。因此，经常眩晕者应及时检查治疗原发疾病。

食欲缺乏是常见病症，它不同于厌食的拒食，而是对食物丧失食欲，没有饥饿主动性。脾主运化，有调节胃肠功能的作用，人体脾胃虚弱，很容易引起食欲缺乏。刮拭脾胃所对应的体表投影区及相关穴位，有助于调节脾胃功能，开胃健脾，提升食欲。

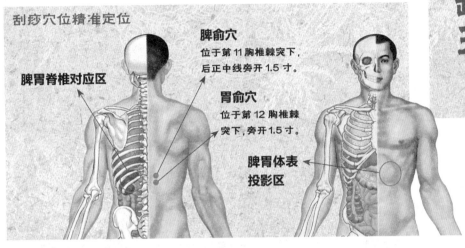

刮痧穴位精准定位

脾胃脊椎对应区

脾俞穴
位于第 11 胸椎棘突下，后正中线旁开 1.5 寸。

胃俞穴
位于第 12 胸椎棘突下，旁开 1.5 寸。

脾胃体表投影区

专家手把手教你刮痧

1 用面刮法和双角刮法自上而下刮拭脾胃脊椎对应区。

2 用刮痧板长边以小于 15 度的角度从上向下缓慢刮拭脾胃体表投影区。

3 用面刮法刮拭背部双侧脾俞穴、胃俞穴，刮至出痧或毛孔微微张开即可。

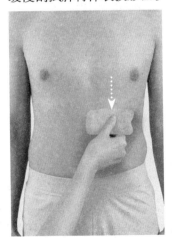

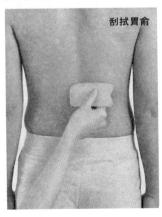

刮拭胃俞

小贴士

除了脾胃虚弱，精神因素如过于紧张、疲劳等以及某些疾病也会导致食欲缺乏。因此，出现食欲下降症状时应找出原因，对症治疗才会有效。

消化不良

消化不良是由胃动力障碍引起的疾病,属中医的"脘痞""胃痛"等范畴,多因过食肥甘、醇酒厚物,损伤脾胃,脾胃长期超负荷运转,代谢减慢所致。其病在胃,涉及肝脾等脏器,应以健脾和胃、疏肝理气、消食导滞等法治疗。

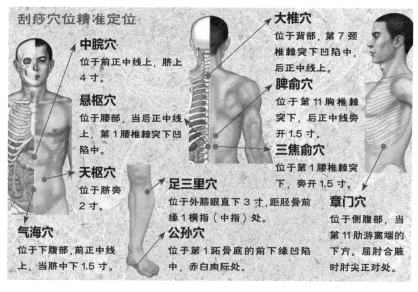

刮痧穴位精准定位

中脘穴
位于前正中线上,脐上4寸。

悬枢穴
位于腰部,当后正中线上,第1腰椎棘突下凹陷中。

天枢穴
位于脐旁2寸。

气海穴
位于下腹部,前正中线上,当脐中下1.5寸。

大椎穴
位于背部,第7颈椎棘突下凹陷中,后正中线上。

脾俞穴
位于第11胸椎棘突下,后正中线旁开1.5寸。

三焦俞穴
位于第1腰椎棘突下,旁开1.5寸。

足三里穴
位于外膝眼直下3寸,距胫骨前缘1横指(中指)处。

公孙穴
位于第1跖骨底的前下缘凹陷中,赤白肉际处。

章门穴
位于侧腹部,当第11肋游离端的下方。屈肘合腋时肘尖正对处。

专家手把手教你刮痧

1 用面刮法从上向下刮拭背部督脉大椎穴至悬枢穴。再刮拭脊柱两侧,膀胱经脾俞穴至三焦俞穴。

2 用面刮法从上向下刮拭腹部任脉中脘穴至气海穴,胃经双侧天枢穴,肝经双侧章门穴。

3 用平刮法刮拭足三里穴,或用刮痧板角按揉足三里穴、公孙穴。

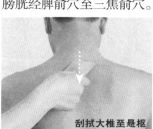
刮拭大椎至悬枢

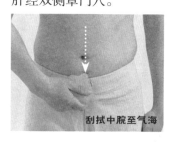
刮拭中脘至气海

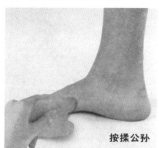
按揉公孙

小贴士

消化不良者应少食多餐,吃饭只吃七分饱,避免过饥过饱,避免加重胃肠负担。不吃生冷、坚硬、辛辣刺激食物,不喝酒,注意胃部保暖。多吃粗粮有助于消化,但不能过量,一般每周以3次为宜,不可一次性食用太多,否则会造成肠胃的不耐受,反而令肠胃不适。

胃痉挛多为寒邪客胃、饮食不节、肝气郁结所致。胃为水谷之海，主受纳和腐熟水谷，气机郁滞，失于和降，胃痛就会频作。刮痧可疏通经络，舒缓痉挛的胃壁肌，使胃部气血得以运行，胃部疼痛得以缓解。

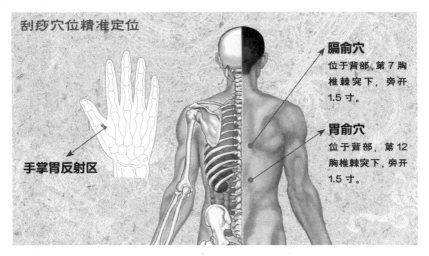

刮痧穴位精准定位

膈俞穴
位于背部，第7胸椎棘突下，旁开1.5寸。

胃俞穴
位于背部，第12胸椎棘突下，旁开1.5寸。

手掌胃反射区

专家手把手教你刮痧

1 用垂直按揉法按揉第二掌骨桡侧胃反射区。仔细在胃区范围内寻找疼痛敏感点，重点按揉疼痛敏感点。

2 用面刮法从上向下刮拭膈俞穴至胃俞穴。

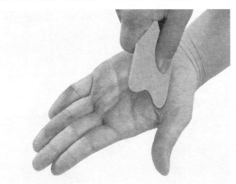

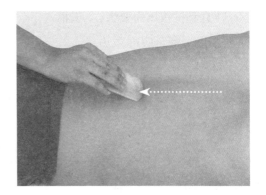

小贴士

经常胃痉挛者，还可刮拭腹部胃体表投影区和背部胃脊椎对应区。在胃痉挛缓解后刮拭这些部位，可以调理胃脏功能，预防和减少胃痉挛的发生。如刮拭无效或经常胃痉挛者，以及胃出血等急症应及时就医查明原因，及早治疗。胃部刮拭应在饭后半小时后进行。

便秘

便秘常由水分、膳食纤维摄入不足，运动少，精神紧张导致。便秘是现代人的一种常见病，尤其是常坐少动而又工作紧张的办公室一族易得此病。便秘也可由其他疾病或脾胃虚弱，肠蠕动无力或身体内热导致。中医认为津液亏虚、气血不足、阴虚阳盛是导致便秘的根本原因。所以刮痧治疗便秘以生津、养血、补阴、潜阳为主。

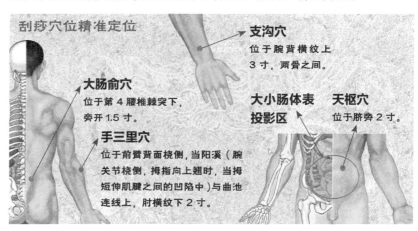

刮痧穴位精准定位

支沟穴
位于腕背横纹上3寸，两骨之间。

大肠俞穴
位于第4腰椎棘突下，旁开1.5寸。

大小肠体表投影区

天枢穴
位于脐旁2寸。

手三里穴
位于前臂背面桡侧，当阳溪（腕关节桡侧，拇指向上翘时，当拇短伸肌腱之间的凹陷中）与曲池连线上，肘横纹下2寸。

专家手把手教你刮痧

1 每天用面刮法从左至右或从右至左刮拭肚脐周围大小肠体表投影区。注意刮拭按压力要大，速度要慢，刮至腹部微热效果好。

2 用面刮法从上向下刮拭背部大肠俞穴；以面刮法从上向下刮拭腹部天枢穴。

3 用面刮法从上向下刮拭手臂背侧手三里穴、支沟穴。

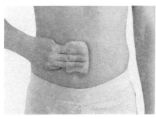

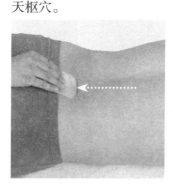

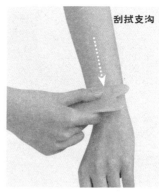
刮拭支沟

小贴士

预防和治疗便秘的根本，在于改变生活和饮食习惯，而不是用药。多吃新鲜蔬菜，勤喝水，适当搭配些粗粮，勤运动和保持心境的愉悦都有助于预防和改善便秘。长期滥用药物通便，不但起不到改善便秘的作用，还会刺激肠胃，从而使其产生依赖和损伤。

随着年龄增长，人体气血开始亏虚，头发变白属自然现象，但若过早变白，则提示存在健康问题。中医认为，头发早白主要是由肝肾不足、气血亏损所致，需补肝肾、益气血。通过刮痧疏通气血，再配合饮食，有一定的治疗作用。

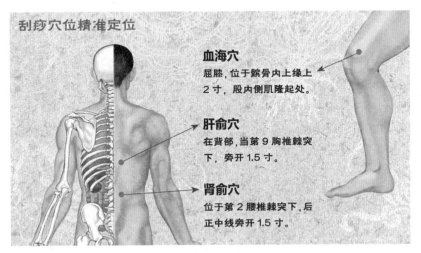

刮痧穴位精准定位

血海穴
屈膝，位于髌骨内上缘上2寸，股内侧肌隆起处。

肝俞穴
在背部，当第9胸椎棘突下，旁开1.5寸。

肾俞穴
位于第2腰椎棘突下，后正中线旁开1.5寸。

专家手把手教你刮痧

1 用多功能刮痧板梳从前至后刮拭全头30下，每天2次。

2 用面刮法从上到下刮拭下肢两侧血海穴30下，并用刮痧板角用力按揉穴位，以酸胀为度，可不出痧。

3 用面刮法从上到下刮拭背部两侧肝俞穴、肾俞穴各30下，力度稍重，可不出痧。

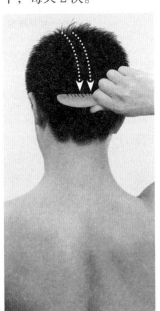

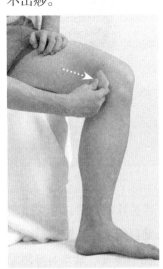

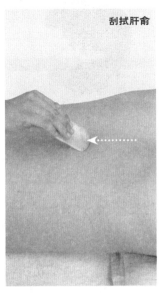

刮拭肝俞

脱发

一个健康成年人每天会脱落 50~100 根头发，如果头发脱落数量明显增大、发际线明显变化或头发明显变得细软，就应警惕是否有脱发问题了。生活节奏快、工作压力大、不良饮食习惯等都可导致脱发。中医认为肝肾亏虚、气血不足是脱发的主要原因，刮拭相关穴位能助气血畅通，头皮得养，防治脱发。

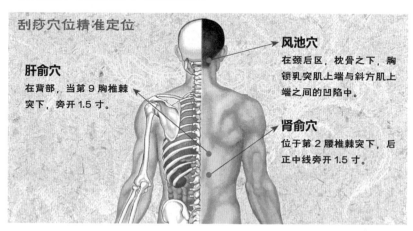

刮痧穴位精准定位

风池穴
在颈后区，枕骨之下，胸锁乳突肌上端与斜方肌上端之间的凹陷中。

肝俞穴
在背部，当第 9 胸椎棘突下，旁开 1.5 寸。

肾俞穴
位于第 2 腰椎棘突下，后正中线旁开 1.5 寸。

专家手把手教你刮痧

1 用多功能刮痧板梳从前至后刮拭全头 30 下，每天 2 次。

2 用刮痧板角用力刮拭并按揉头颈部两侧风池穴，以感觉酸胀为度。

3 用面刮法从上到下刮拭背部两侧肝俞穴、肾俞穴各 30 下，以出痧为度。

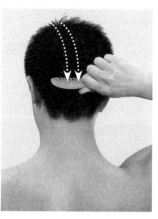

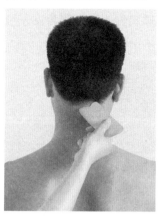

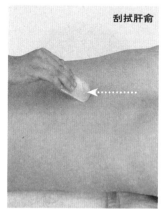

刮拭肝俞

小贴士

烫发、染发都有损发质，容易导致脱发。也不要天天洗发，一般每 2 天洗 1 次就可以了。洗完头发，最好让头发自然干，用电吹风也不要过热。经常吃些补肾养发的食物，如黑芝麻、核桃、豆制品、海带、紫菜等可使发根更坚固，头发健康亮泽。

肥胖是指明显超重与脂肪层过厚，是体内脂肪，尤其是甘油三酯积聚过多而导致的一种状态。导致肥胖的原因有遗传因素、代谢失调、饮食方式和生活习惯不健康、精神因素。肥胖可导致多种生理病变，还可引起自卑、焦虑、抑郁等心理疾病。坚持刮痧，对调整机体脂肪、水液代谢，防治肥胖有一定的效果。

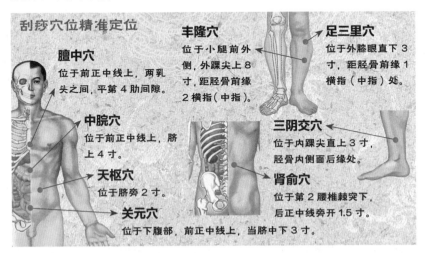

刮痧穴位精准定位

膻中穴
位于前正中线上，两乳头之间，平第 4 肋间隙。

中脘穴
位于前正中线上，脐上 4 寸。

天枢穴
位于脐旁 2 寸。

关元穴
位于下腹部，前正中线上，当脐中下 3 寸。

丰隆穴
位于小腿前外侧，外踝尖上 8 寸，距胫骨前缘 2 横指（中指）。

足三里穴
位于外膝眼直下 3 寸，距胫骨前缘 1 横指（中指）处。

三阴交穴
位于内踝尖直上 3 寸，胫骨内侧面后缘处。

肾俞穴
位于第 2 腰椎棘突下，后正中线旁开 1.5 寸。

专家手把手教你刮痧

1 用面刮法由上至下刮拭背部肾俞穴，刮至皮肤发红或有痧斑形成为止。

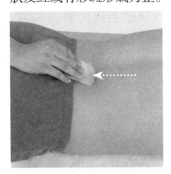

2 用角刮法由上至下刮拭胸部膻中穴，用力轻柔，刮至皮肤发红。然后用面刮法从上至下刮拭腹部中脘穴及上下部分，从中间向两边刮拭脐周、天枢穴各 30 下，不宜重刮；最后从上至下刮拭关元穴，刮至皮肤发红。

3 用面刮法由上至下刮拭下肢内侧三阴交穴、外侧足三里穴至丰隆穴各 30 下，力度稍重，可不出痧。

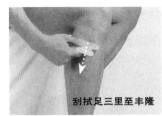

刮拭足三里至丰隆

小贴士

肥胖患者三餐要定时定量，控制进食速度。晚餐少吃，不吃夜宵。控制总能量摄入，特别是要限制脂肪摄入量。减少能量必须以保证人体能从事正常的活动为原则，一般成人每天摄入能量控制在 4184 千焦。保持清淡饮食，保证蛋白质的充分摄入，多吃富含膳食纤维的杂粮和富含维生素及矿物质的新鲜蔬菜、水果等。

健忘

人的最佳记忆力出现在 20 岁前后，然后脑的机能开始渐渐衰退，25 岁前后记忆力开始下降，年龄越大记忆力越差。随着生活节奏加快，各种压力增大，中青年人出现健忘症已很普遍。中医认为此症多因心脾亏损，或精气不足，或瘀痰阻痹等所致。刮痧对于改善健忘有一定的效果。

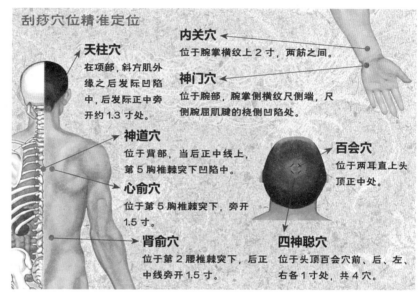

刮痧穴位精准定位

内关穴
位于腕掌横纹上 2 寸，两筋之间。

天柱穴
在项部，斜方肌外缘之后发际凹陷中，后发际正中旁开约 1.3 寸处。

神门穴
位于腕部，腕掌侧横纹尺侧端，尺侧腕屈肌腱的桡侧凹陷处。

神道穴
位于背部，当后正中线上，第 5 胸椎棘突下凹陷中。

心俞穴
位于第 5 胸椎棘突下，旁开 1.5 寸。

百会穴
位于两耳直上头顶正中处。

肾俞穴
位于第 2 腰椎棘突下，后正中线旁开 1.5 寸。

四神聪穴
位于头顶百会穴前、后、左、右各 1 寸处，共 4 穴。

专家手把手教你刮痧

1 用平面按揉法按揉头顶百会穴、四神聪穴，至有酸胀感。用多功能刮痧梳板梳刮头顶，也可刺激这些穴位。

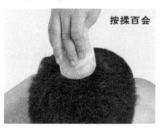

按揉百会

2 用面刮法从上至下刮拭颈部天柱穴，背部神道穴、心俞穴、肾俞穴。

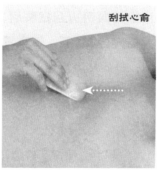

刮拭心俞

3 用面刮法从上至下刮拭手腕内侧内关穴，然后用角揉法按揉腕部神门穴。

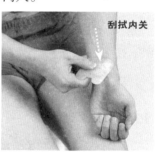

刮拭内关

小贴士

勤于用脑是预防和改善健忘最有效的方法。此外，保持良好情绪、经常参加体育锻炼等对于保持良好的记忆力、延缓大脑老化也都有帮助。

当人体长期压力太大，超过了神经承受的限度，就会难以控制自己的情绪，出现焦虑、烦躁、忧郁。不良情绪长期不能缓解，会使内分泌与神经系统失调，影响其他脏腑器官的生理功能。焦虑、烦躁会导致胁肋胀痛、食欲缺乏、免疫力下降；男性会出现性功能障碍，女性会引起月经不调和乳腺增生、更年期症状加重、面部出现黄褐斑等。

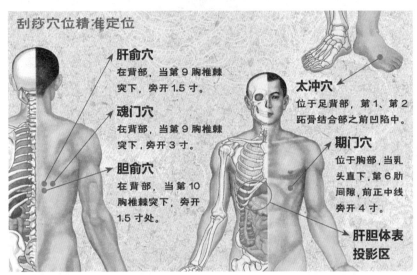

刮痧穴位精准定位

肝俞穴
在背部，当第9胸椎棘突下，旁开1.5寸。

魂门穴
在背部，当第9胸椎棘突下，旁开3寸。

胆俞穴
在背部，当第10胸椎棘突下，旁开1.5寸处。

太冲穴
位于足背部，第1、第2跖骨结合部之前凹陷中。

期门穴
位于胸部，当乳头直下，第6肋间隙，前正中线旁开4寸。

肝胆体表投影区

专家手把手教你刮痧

1 用平刮法缓慢从内向外刮拭右胁肋部肝胆体表投影区。重点刮拭期门穴。

2 用面刮法和双角刮法从上向下刮拭背部肝胆同水平段的督脉、夹脊穴和膀胱经。重点刮拭肝俞、魂门、胆俞穴。

3 用垂直按揉法按揉太冲穴至有酸胀感。

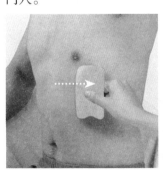

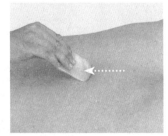

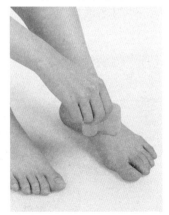

小贴士

刮拭肝胆体表投影区按压力量要大，速度缓慢，寻找并重点刮拭疼痛、结节等阳性反应区部位。

疲劳

疲劳是一种主观不适感觉。生活工作压力大、精力体力透支等是造成现代人易疲劳的主要原因。疲劳一般会有记忆力减退、头晕、烦躁、失眠、腰酸腿痛等一系列症状表现。

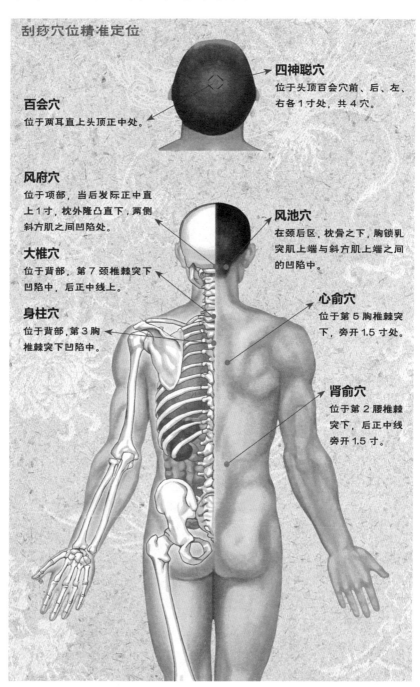

刮痧穴位精准定位

四神聪穴
位于头顶百会穴前、后、左、右各 1 寸处，共 4 穴。

百会穴
位于两耳直上头顶正中处。

风府穴
位于项部，当后发际正中直上 1 寸，枕外隆凸直下，两侧斜方肌之间凹陷处。

风池穴
在颈后区，枕骨之下，胸锁乳突肌上端与斜方肌上端之间的凹陷中。

大椎穴
位于背部，第 7 颈椎棘突下凹陷中，后正中线上。

心俞穴
位于第 5 胸椎棘突下，旁开 1.5 寸处。

身柱穴
位于背部，第 3 胸椎棘突下凹陷中。

肾俞穴
位于第 2 腰椎棘突下，后正中线旁开 1.5 寸。

专家手把手教你刮痧

1 以百会穴为起点分别向四神聪方向用面刮法轻刮，每一方向刮拭 10~20 下，也可用梳刮法以百会为中心向四周放射刮拭。

2 用面刮法自风府穴经大椎穴至身柱穴刮 10~20 下，重点刮拭大椎穴。

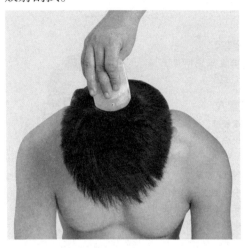

3 用平刮法刮拭风池穴至肩井穴，每侧刮拭 20~30 下。

4 用平刮法刮拭脊柱两侧的膀胱经心俞穴至肾俞穴，每侧刮拭 10~20 下。

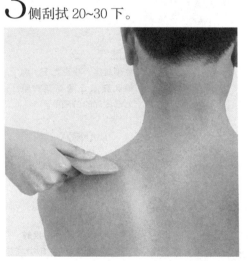

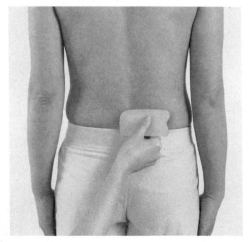

小贴士

　　凡是疾病发展到一定阶段都可出现疲劳症状，比如多发性硬化症、癌症等。故长期疲劳经过休息不能缓解者，要及时检查看是否为疾病所致，以便及时治疗。一般来说，病理性疲劳有时并不需付出多大的体力就会产生，伴有一种心力不足的虚弱感。

失眠

失眠是指脏腑功能紊乱，气血亏虚，阴阳失调，导致不能获得正常睡眠的病症，轻者入寐困难或寐而易醒，重者彻夜难眠，常伴有头痛、头昏、心悸、健忘、多梦等。中医认为失眠多由七情所伤，即因恼怒、悲恐、忧思等而致心肾不交、肝郁化火进而导致失眠。刮痧可以养心安神、疏肝解郁、放松身心，从而改善失眠。

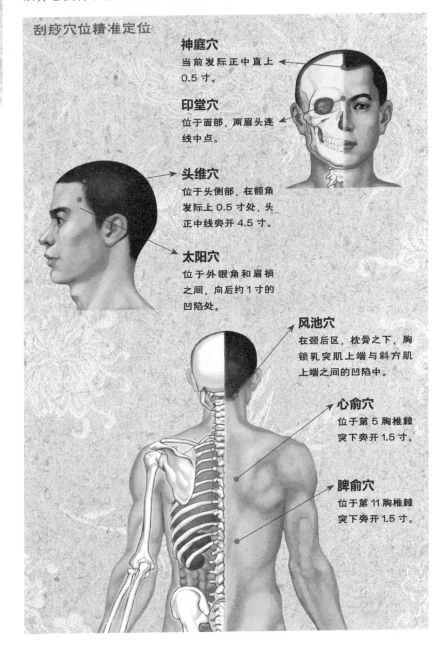

刮痧穴位精准定位

神庭穴
当前发际正中直上0.5寸。

印堂穴
位于面部，两眉头连线中点。

头维穴
位于头侧部，在额角发际上0.5寸处，头正中线旁开4.5寸。

太阳穴
位于外眼角和眉梢之间，向后约1寸的凹陷处。

风池穴
在颈后区，枕骨之下，胸锁乳突肌上端与斜方肌上端之间的凹陷中。

心俞穴
位于第5胸椎棘突下旁开1.5寸。

脾俞穴
位于第11胸椎棘突下旁开1.5寸。

专家手把手教你刮痧

1 用刮痧板从额头中部分别向左右两侧发际头维穴方向刮拭，用轻手法刮拭 10~20 下，用刮痧板角点压按揉神庭穴、印堂穴、头维穴等穴位。

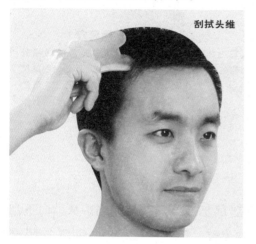

刮拭头维

2 用刮痧板角从太阳穴绕到耳上再向头侧后部乳突和风池方向刮拭，每一侧刮拭 10~20 下。用角点压按揉风池穴。

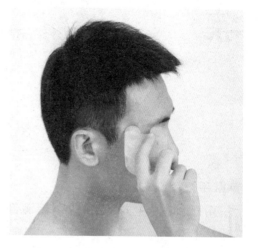

3 面刮法自上向下刮拭背部心俞穴至脾俞穴。

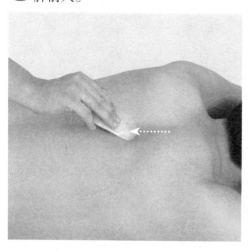

4 每晚睡前刮拭全足底，至头部、足底有热感为宜。每日晨起用面刮法刮拭全头部经脉，用水牛角刮痧梳子按头侧部、头顶部、头后部的顺序刮拭。

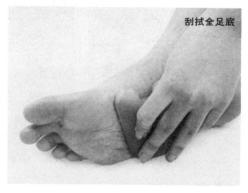

刮拭全足底

小贴士

　　避免失眠最有效的方法，是生活起居规律化，养成定时入寝与定时起床的习惯，从而建立自己的生物钟。有时因必要而晚睡，早晨仍然要按时起床；遇有周末假期，避免多睡懒觉，睡眠不能存储，多睡无益。

手足冰凉

中医认为，手足冰凉跟脏腑阳气不足、血液流动缓慢有关。经常手足冰凉，如果不及时加以调治，久之身体畏寒严重，会导致精神不佳。刮痧疗法可使气血通畅，从而达到缓解手脚冰凉的目的。

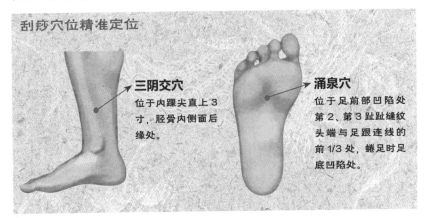

刮痧穴位精准定位

三阴交穴
位于内踝尖直上 3 寸，胫骨内侧面后缘处。

涌泉穴
位于足前部凹陷处第 2、第 3 趾趾缝纹头端与足跟连线的前 1/3 处，蜷足时足底凹陷处。

专家手把手教你刮痧

1 用面刮法从上向下刮拭手掌，刮至手掌发热发红。或用刮痧板凹槽处由手指根部刮至指尖，刮至发红发热。

2 用面刮法刮拭足底，至足底发热发红。用刮痧板板角重点按揉涌泉穴，以足底有热感为度。

3 用平刮法从上向下刮拭下肢两侧三阴交穴，手法宜轻，刮至小腿有热感为宜。

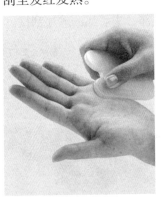

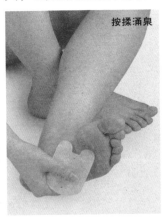

按揉涌泉

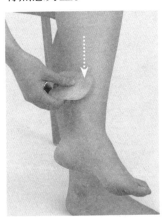

小贴士

勤运动是防治手足冰凉最好的方式。每天早上起来快走 30 分钟，能促进气血运行，一整天都不容易发凉。也可以试试爬楼梯、原地跳跃，达到稍微流汗的程度，以强化体温调节能力。工作间隙站起来走一走、踏踏步，工作中不时地动动手指、脚趾，都可帮助血液循环。

泌尿系结石病因结石存在的部位不同，而有肾结石、输尿管结石、膀胱结石和尿道结石之分。尿路结石可无症状。输尿管结石可出现肾绞痛，伴有恶心、呕吐等症状，少数患者可见血尿，上尿路梗阻可表现为尿闭。长期肾结石可导致肾功能不全，表现为少尿甚至无尿，食欲减退、恶心、呕吐等。中医认为，本病主要是湿热蕴结于下焦，膀胱气化失调等所致。刮痧能改善泌尿相关功能，从而缓解症状。

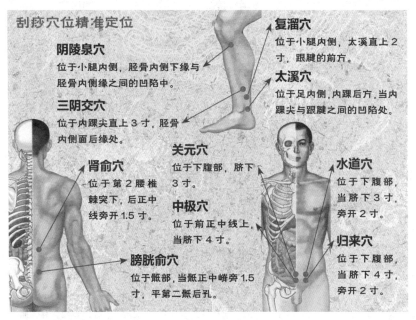

刮痧穴位精准定位

复溜穴
位于小腿内侧，太溪直上 2 寸，跟腱的前方。

阴陵泉穴
位于小腿内侧，胫骨内侧下缘与胫骨内侧缘之间的凹陷中。

太溪穴
位于足内侧，内踝后方，当内踝尖与跟腱之间的凹陷处。

三阴交穴
位于内踝尖直上 3 寸，胫骨内侧面后缘处。

关元穴
位于下腹部，脐下 3 寸。

水道穴
位于下腹部，当脐下 3 寸，旁开 2 寸。

肾俞穴
位于第 2 腰椎棘突下，后正中线旁开 1.5 寸。

中极穴
位于前正中线上，当脐下 4 寸。

归来穴
位于下腹部，当脐下 4 寸，旁开 2 寸。

膀胱俞穴
位于骶部，当骶正中嵴旁 1.5 寸，平第二骶后孔。

专家手把手教你刮痧

1 用面刮法刮拭背部两侧肾俞穴至膀胱俞穴。

2 用面刮法刮拭腹部任脉关元穴至中极穴，双侧胃经水道穴至归来穴。

3 用面刮法由阴陵泉穴，沿小腿内侧经三阴交穴、复溜穴，刮至太溪穴。

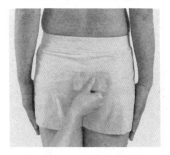

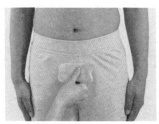

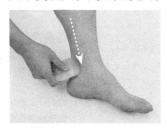

小贴士

泌尿系结石患者应多饮水，每天饮水量保证在 2000 毫升以上，尿量与此相当。适当的运动利于微小结石的排出，但不可过于剧烈。有泌尿系统感染的则要积极治疗。

泌尿系结石

痛风

痛风是由于长期嘌呤代谢紊乱，造成高尿酸血症，尿酸沉积在关节、软骨和肾脏中，从而引起炎性反应。痛风早期表现为单关节炎症，以第1跖趾及拇指关节为多见。受累关节可出现红、肿、热、痛，久之可出现关节肥大、畸形、强硬及活动受限。刮痧可以刺激人体经络，通血脉，促进尿酸排出，缓解和消除症状。

刮痧穴位精准定位

阳陵泉穴
位于小腿外侧，当腓骨小头前下方凹陷处。

昆仑穴
位于外踝后方，当外踝尖与跟腱之间的凹陷处。

丘墟穴
位于足外踝的前下方，当趾长伸肌腱的外侧凹陷处。

中封穴
位于足背侧，当足内踝前，商丘穴（足内踝前下方凹陷处，当舟骨结节与内踝尖连线的中点处）与解溪穴连线之间，胫骨前肌腱的内侧凹陷处。

肩髃穴
位于臂外侧，三角肌上，臂外展或向前平伸时当肩峰前下方向凹陷处。

犊鼻穴
屈膝，位于膝部，髌骨与髌韧带外侧凹陷中。

解溪穴
位于足背踝关节横纹中央凹陷处，当拇长伸肌腱与趾长伸肌腱之间。

肩贞穴
位于腋后纹头上1寸。

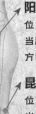

肝俞穴
位于背部，当第9胸椎棘突下，旁开1.5寸。

脾俞穴
位于第11胸椎椎棘突下，旁开1.5寸。

三焦俞穴
位于第1腰椎棘突下，旁开1.5寸。

肾俞穴
位于第2腰椎棘突下，后正中线旁开1.5寸。

阳池穴
位于腕横纹中，指伸肌腱尺侧凹陷中。

曲池穴
在肘区，尺泽与肱骨外上髁连线的中点处。90度屈肘，肘横纹外侧端外凹陷中。

手三里穴
位于前臂背面桡侧，当阳溪与曲池连线上，肘横纹下2寸。

外关穴
位于前臂背侧，当阳池与肘尖的连线上，腕背横纹上2寸，尺骨与桡骨之间。

合谷穴
位于手背部第1、第2掌骨间，第2掌骨桡侧缘的中点处。

专家手把手教你刮痧

1 用面刮法从背部肝俞穴，经脾俞穴、三焦俞穴，刮至肾俞穴。

2 用角揉法按揉并刮拭肩部肩髃穴、肩贞穴；用平刮法从曲池穴，经手三里穴、外关穴，刮至阳池穴；用角揉法按揉并刮拭合谷穴。

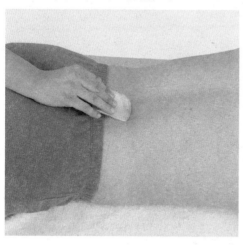

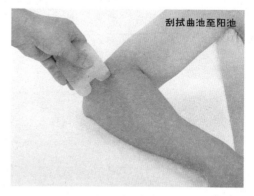

刮拭曲池至阳池

3 用角揉法按揉并刮拭下肢部犊鼻穴，用面刮法从上至下刮拭阳陵泉穴，用角揉法按揉并刮拭足部中封穴、解溪穴、昆仑穴、丘墟穴。

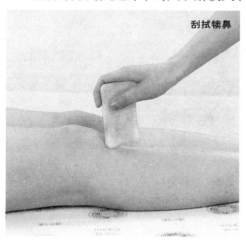

刮拭犊鼻

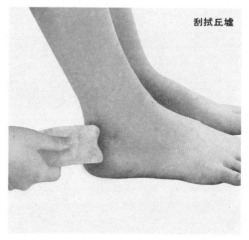

刮拭丘墟

小贴士

　　痛风患者饮食控制非常重要。多喝水，多食用碱性食物如蔬菜、水果等；忌吃含嘌呤多的食物，如动物内脏、豆类等；控制能量摄入，限制脂肪摄入，控制体重；合理烹调，如将肉食先煮，弃汤后再行烹调，可以减少其中的嘌呤含量；痛风急性期（表现为关节红肿热痛），宜吃具有清热凉血、消肿止痛作用的食物。忌吃辛辣刺激性食物和温热性食物，忌烟酒。

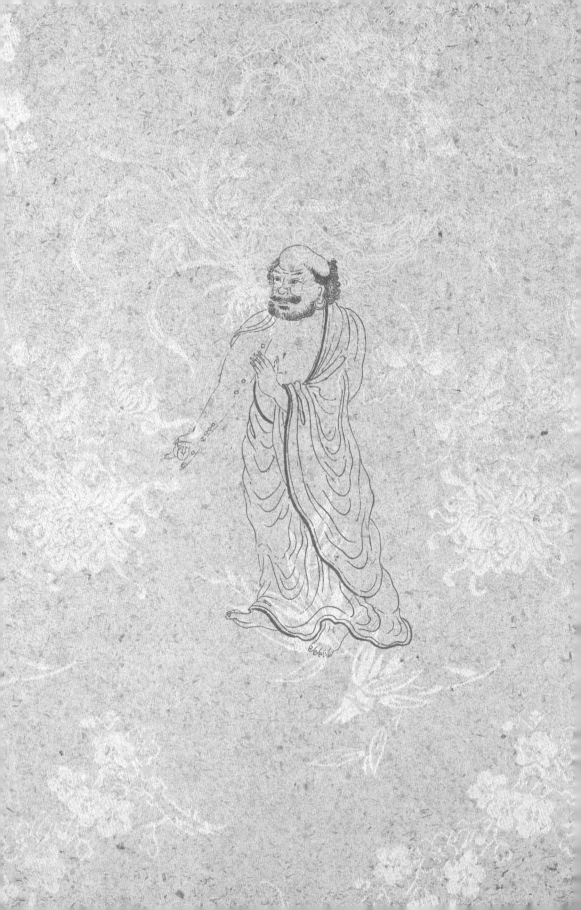

刮痧调理外科常见病

刮痧不仅能辅助治疗常见的内科疾病，对于一些常见的落枕、颈椎病、肩周炎、关节炎等外科疾病也有非常好的疗效。在病痛的对应穴位刮痧，能疏通局部经络，通调气血，缓解肌肉和关节部位的疼痛，治疗效果有目共睹。

落枕

落枕为单纯性颈部肌肉痉挛，多因睡眠姿势不当，颈部固定姿势时间过长，突然扭转受伤或外感风寒侵袭项背、局部脉络受损、经气不调所致。刮痧可疏通局部经络，通调气血，缓解肌肉僵硬、疼痛。

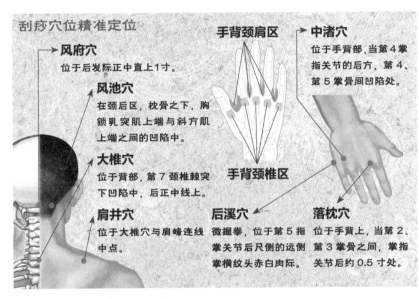

刮痧穴位精准定位

风府穴
位于后发际正中直上1寸。

风池穴
在颈后区，枕骨之下，胸锁乳突肌上端与斜方肌上端之间的凹陷中。

大椎穴
位于背部，第7颈椎棘突下凹陷中，后正中线上。

肩井穴
位于大椎穴与肩峰连线中点。

手背颈肩区

手背颈椎区

中渚穴
位于手背部，当第4掌指关节的后方，第4、第5掌骨间凹陷处。

后溪穴
微握拳，位于第5指掌关节后尺侧的远侧掌横纹头赤白肉际。

落枕穴
位于手背上，当第2、第3掌骨之间，掌指关节后约0.5寸处。

专家手把手教你刮痧

1 用垂直按揉法按揉手背颈肩区、颈椎区，仔细在颈椎区范围内寻找疼痛敏感点，重点按揉疼痛敏感点。

2 用刮痧板角垂直按揉患侧手背落枕穴、中渚穴，刮拭后溪穴。

3 用面刮法从上向下刮拭督脉风府穴至大椎穴。用单角法刮拭风池穴，用面刮法从风池穴刮至肩井穴。

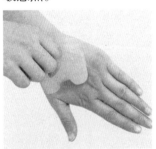

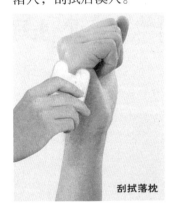

刮拭落枕

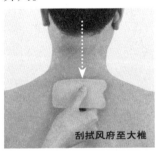

刮拭风府至大椎

小贴士

落枕后不要强行扭动颈部，以防伤及颈椎。采用热水袋、热毛巾及红外线灯泡照射均可起到止痛作用。但必须注意防止烫伤。将伤湿止痛膏贴于颈部痛处，止痛效果也较理想，但孕妇忌用。

肘关节疼痛多由肘部外伤、劳损、或外感风寒湿邪致使局部气血凝滞，经脉淤阻，筋骨失养所致。治疗不仅要缓解疼痛，还要使肘关节恢复功能。刮痧能祛风除湿、疏通气血、舒筋活络，对缓解疼痛和恢复功能都有积极的作用。

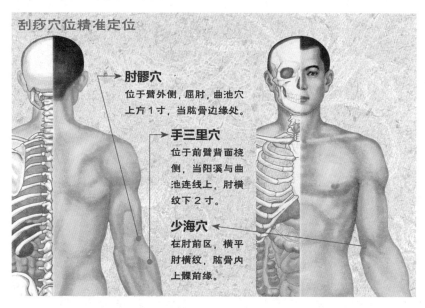

刮痧穴位精准定位

肘髎穴
位于臂外侧，屈肘，曲池穴上方1寸，当肱骨边缘处。

手三里穴
位于前臂背面桡侧，当阳溪与曲池连线上，肘横纹下2寸。

少海穴
在肘前区，横平肘横纹，肱骨内上髁前缘。

专家手把手教你刮痧

1 用面刮法从上至下刮拭肘髎穴，刮至出痧。

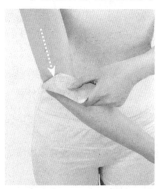

2 用面刮法从上至下刮拭少海穴，刮至出痧。

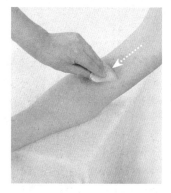

3 用面刮法从上至下刮拭手三里穴，刮至出痧。

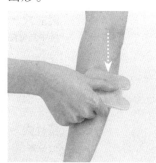

小贴士

肘关节疼痛，除了外伤，很大一部分原因是肱骨外上髁炎，也就是俗称的"网球肘"，此病往往发病缓慢，容易被忽视，时间长了治疗起来较为麻烦。所以，如果有自觉症状，要及时去医院检查。

颈椎病

颈椎病是因某些创伤及劳损而使颈椎逐渐发生一系列病理变化的疾病，一般表现为颈项、肩臂、肩胛上背、上胸壁及上肢疼痛或麻痛，颈部活动受限。疼痛常因劳累或受寒而加剧，疼痛部位与经络的循行有密切关系，刮痧对缓解症状、减轻病情效果显著。

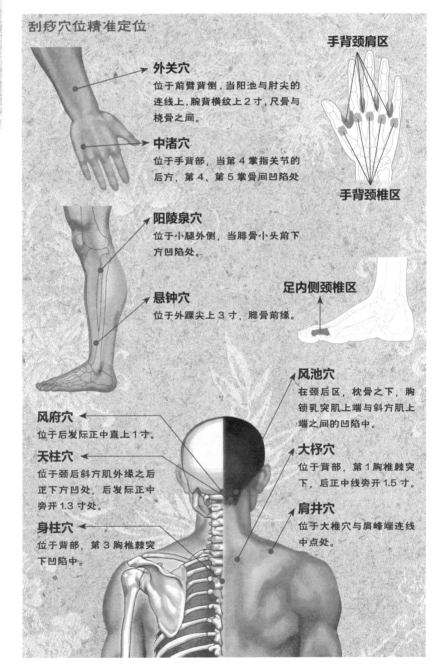

刮痧穴位精准定位

外关穴
位于前臂背侧，当阳池与肘尖的连线上，腕背横纹上2寸，尺骨与桡骨之间。

中渚穴
位于手背部，当第4掌指关节的后方，第4、第5掌骨间凹陷处

手背颈肩区

手背颈椎区

阳陵泉穴
位于小腿外侧，当腓骨小头前下方凹陷处。

悬钟穴
位于外踝尖上3寸，腓骨前缘。

足内侧颈椎区

风池穴
在颈后区，枕骨之下，胸锁乳突肌上端与斜方肌上端之间的凹陷中。

风府穴
位于后发际正中直上1寸。

天柱穴
位于颈后斜方肌外缘之后正下方凹处，后发际正中旁开1.3寸处。

身柱穴
位于背部，第3胸椎棘突下凹陷中。

大杼穴
位于背部，第1胸椎棘突下，后正中线旁开1.5寸。

肩井穴
位于大椎穴与肩峰端连线中点处。

专家手把手教你刮痧

1 用垂直按揉法按揉手背颈椎区、颈肩区，寻找痛点，重点按揉。

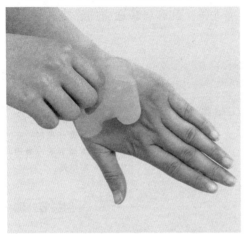

2 在足弓处涂刮痧油，用面刮法刮拭足大趾内侧后部的颈椎区。对刮痧板下感觉不平顺、有结节或疼痛感的部位须重点缓慢刮拭。

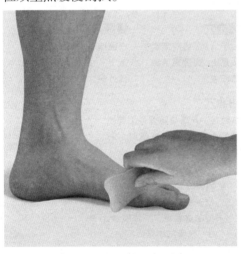

3 用面刮法从上向下分段刮拭后颈部督脉风府穴至身柱穴。用刮痧板双角部从上向下分段刮拭颈部两侧的膀胱经天柱穴至大杼穴。用单角刮法刮拭风池穴，用面刮法分段刮拭双侧风池穴至肩井穴，重点刮拭肩井穴。刮拭过程中对有疼痛、结节和肌肉紧张僵硬的区域应重点刮拭。

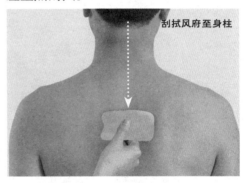

刮拭风府至身柱

4 用面刮法从上向下刮拭上肢外关穴，用垂直按揉法按揉手背中渚穴，用面刮法从上向下刮拭阳陵泉穴至悬钟穴。

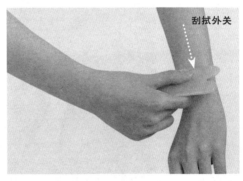

刮拭外关

小贴士

颈椎病除刮痧治疗外，在伏案工作时间较长时，应加强颈部活动，做做颈部保健操，有利于缓解症状或避免疼痛复发。颈椎病患者平时应注意颈部保暖。睡眠时枕头不宜过高，10厘米左右的高度比较合适。

肩周炎

肩周炎是指关节囊和周围软组织的一种慢性、退行性病理变化，主要表现为肩关节周围疼痛及活动功能障碍。本病多由慢性劳损、外伤筋骨，复感风寒湿邪而致气血运行不畅，经脉痹阻不通。肩关节在夜间、阴湿天气、劳累过后疼痛尤甚。刮痧可疏通肩周经络气血，缓解疼痛等症状。

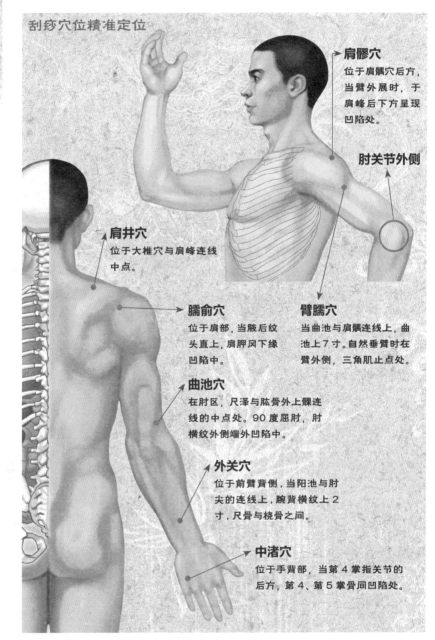

刮痧穴位精准定位

肩髎穴
位于肩髃穴后方，当臂外展时，于肩峰后下方呈现凹陷处。

肘关节外侧

肩井穴
位于大椎穴与肩峰连线中点。

臑俞穴
位于肩部，当腋后纹头直上，肩胛冈下缘凹陷中。

臂臑穴
当曲池与肩髃连线上，曲池上7寸，自然垂臂时在臂外侧，三角肌止点处。

曲池穴
在肘区，尺泽与肱骨外上髁连线的中点处。90度屈肘，肘横纹外侧端外凹陷中。

外关穴
位于前臂背侧，当阳池与肘尖的连线上，腕背横纹上2寸，尺骨与桡骨之间。

中渚穴
位于手背部，当第4掌指关节的后方，第4、第5掌骨间凹陷处。

专家手把手教你刮痧

1 用单角刮法自上而下刮拭曲池穴、外关穴，用垂直按揉法按揉中渚穴。

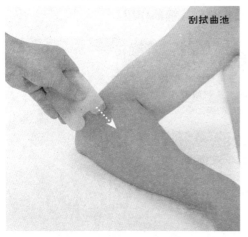

刮拭曲池

2 用面刮法从内向外刮拭肩井穴，并滑向臑俞穴，对有疼痛和结节的部位重点刮拭。

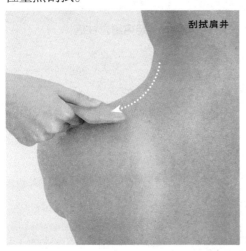

刮拭肩井

3 用面刮法从内向外，从肩峰处肩髎穴向下刮拭至三角肌根部臂臑穴，对有疼痛和结节的部位重点刮拭。并用面刮法刮拭腋窝下面，对有疼痛和结节的部位重点刮拭。

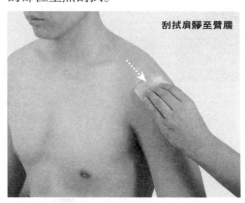

刮拭肩髎至臂臑

4 用单角刮法从上向下刮拭腋前线、腋后线、肘关节外侧，对有疼痛和结节的部位重点刮拭。

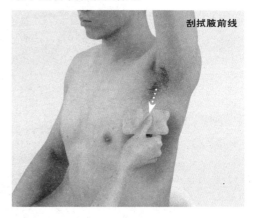

刮拭腋前线

小贴士

　　加强肩关节的活动，有利于松解黏连，避免肌肉因废用而萎缩，还能促进关节功能恢复正常。肩周炎患者平时应注意肩部保暖，睡觉时应盖住肩部。久治不愈的顽固性肩周炎应警惕是否有内分泌系统疾病，如糖尿病等，应进一步检查确诊。因外伤引起的肩周炎，外伤局部刮拭力度顺势减轻。

腰酸背痛

腰酸背痛是很多人尤其是中老年人常有的病症。这与生活不规律、休息不足、缺乏运动、遭受寒凉等有关。老年人肾阳不足，风寒之邪趁机入侵，致使气血淤滞不通，也会导致腰酸背痛。刮痧可起到疏通经络气血、疏风散寒、活血化瘀止痛的作用。

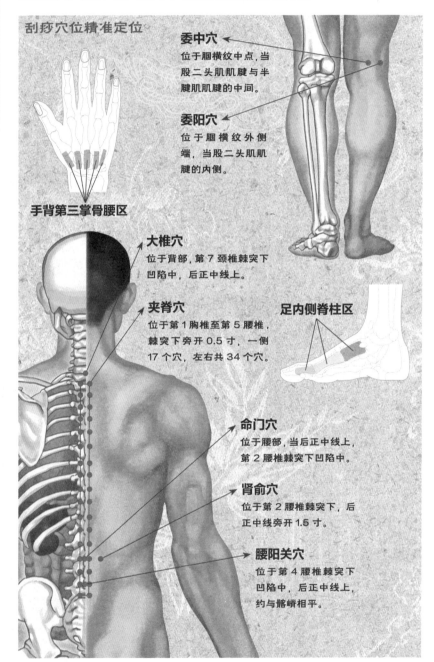

刮痧穴位精准定位

委中穴
位于腘横纹中点，当股二头肌肌腱与半腱肌肌腱的中间。

委阳穴
位于腘横纹外侧端，当股二头肌肌腱的内侧。

手背第三掌骨腰区

大椎穴
位于背部，第7颈椎棘突下凹陷中，后正中线上。

夹脊穴
位于第1胸椎至第5腰椎，棘突下旁开0.5寸，一侧17个穴，左右共34个穴。

足内侧脊柱区

命门穴
位于腰部，当后正中线上，第2腰椎棘突下凹陷中。

肾俞穴
位于第2腰椎棘突下，后正中线旁开1.5寸。

腰阳关穴
位于第4腰椎棘突下凹陷中，后正中线上，约与髂嵴相平。

专家手把手教你刮痧

1 用面刮法从上向下刮拭腰背酸痛部位，直至出痧。

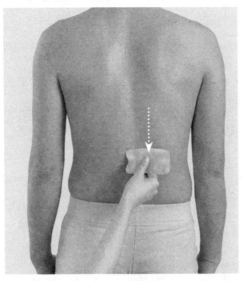

2 用推刮法刮拭手背第3掌骨腰区，力度要轻，可有痛点；用单角刮法从后向前刮拭足内侧脊柱区。

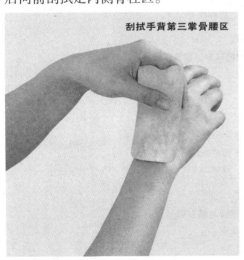

刮拭手背第三掌骨腰区

3 用面刮法从上向下刮拭背部双侧大椎穴至腰阳关穴，然后用双角刮法刮拭双侧夹脊穴。

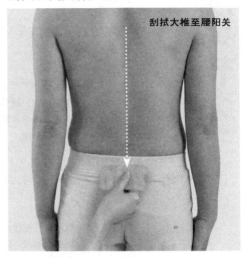

刮拭大椎至腰阳关

4 用面刮法从上向下刮拭背部命门穴、肾俞穴。

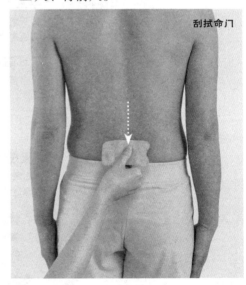

刮拭命门

小贴士

中老年人钙流失加速，会造成骨质疏松，也会引起腰背酸痛，这类酸痛刮痧也只能起到暂时的缓解作用，不能从根本上解决，需要及时检查治疗。

　　风湿性关节炎以人体感受风寒湿邪后所引起的肌肉、关节疼痛为主要表现，典型症状是轻度或中度发热，疼痛呈游走性，可反复发作，遇冷病情加重。刮痧能舒筋活血，疏通经络，起到缓解疼痛的作用。下列刮法涉及肩、肘、腕、膝、踝，可根据情况选用。

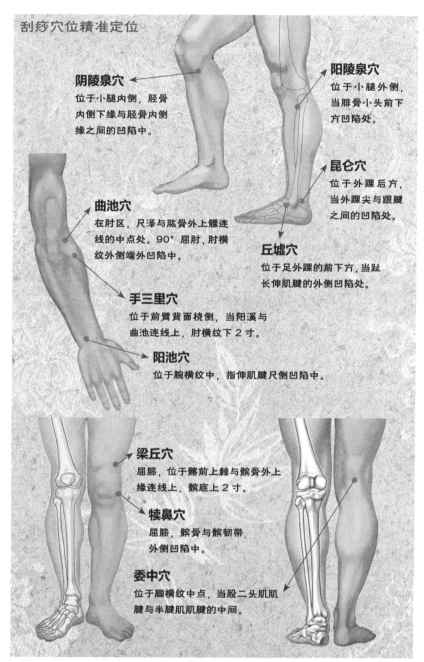

刮痧穴位精准定位

阴陵泉穴
位于小腿内侧，胫骨内侧下缘与胫骨内侧缘之间的凹陷中。

阳陵泉穴
位于小腿外侧，当腓骨小头前下方凹陷处。

昆仑穴
位于外踝后方，当外踝尖与跟腱之间的凹陷处。

曲池穴
在肘区，尺泽与肱骨外上髁连线的中点处。90°屈肘，肘横纹外侧端外凹陷中。

丘墟穴
位于足外踝的前下方，当趾长伸肌腱的外侧凹陷处。

手三里穴
位于前臂背面桡侧，当阳溪与曲池连线上，肘横纹下2寸。

阳池穴
位于腕横纹中，指伸肌腱尺侧凹陷中。

梁丘穴
屈膝，位于髂前上棘与髌骨外上缘连线上，髌底上2寸。

犊鼻穴
屈膝，髌骨与髌韧带外侧凹陷中。

委中穴
位于腘横纹中点，当股二头肌肌腱与半腱肌肌腱的中间。

专家手把手教你刮痧

1 用面刮法刮拭肩胛部位，由内向外刮拭，刮至出痧。适用于肩胛部关节炎。

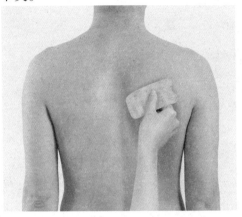

2 用单角刮法刮拭上肢肘部曲池穴至手三里穴，直至出痧，用角刮法从上至下刮拭手腕部阳池穴，刮至出痧。适用于肘关节炎。

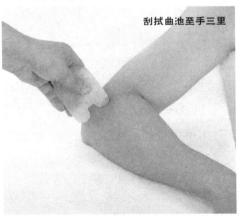

刮拭曲池至手三里

3 用单角刮法刮拭下肢梁丘穴至犊鼻穴，直至出痧；用面刮法从上至下刮拭阳陵泉穴、阴陵泉穴，直至出痧。适用于膝关节炎。

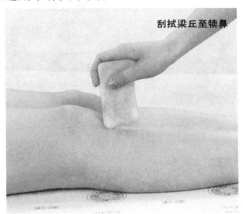

刮拭梁丘至犊鼻

4 用单角刮法从上向下刮拭足踝昆仑穴、丘墟穴，直至出痧。适用于踝关节炎。

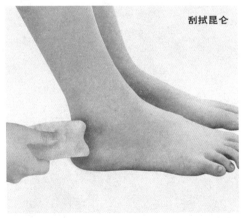

刮拭昆仑

小贴士

风湿性关节炎患者平时应注意防止受寒、淋雨和受潮，尤其要注意关节处保暖，不穿湿衣、湿鞋、湿袜等。风湿活动期，要卧床休息，避免体力劳动，食用富含维生素、低脂、易消化的食物。风湿活动控制后继续卧床3~4周，之后宜进行康复锻炼。在医生指导下进行行走、慢跑等。

手腕痛

手腕痛多因局部劳作过度、积劳伤筋，或受寒凉，致使气血凝滞，不能濡养经筋所致。现代人常用鼠标，手腕长时间保持一种姿势，也是导致手腕疼痛的重要因素。刮痧可驱除寒湿外邪，疏通经络、调和气血，改善局部循环，修复受损组织，缓解和治疗手腕疼痛。

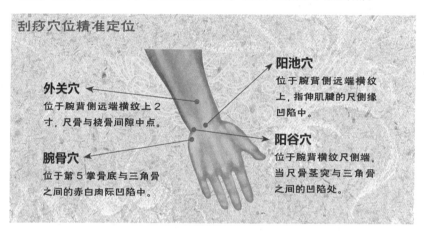

刮痧穴位精准定位

外关穴
位于腕背侧远端横纹上2寸，尺骨与桡骨间隙中点。

腕骨穴
位于第5掌骨底与三角骨之间的赤白肉际凹陷中。

阳池穴
位于腕背侧远端横纹上，指伸肌腱的尺侧缘凹陷中。

阳谷穴
位于腕背横纹尺侧端，当尺骨茎突与三角骨之间的凹陷处。

专家手把手教你刮痧

1 用面刮法从上至下刮拭外关穴，刮至皮肤潮红，可不出痧。

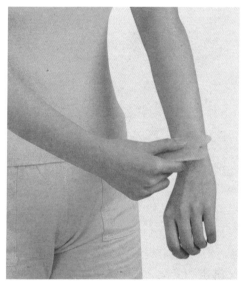

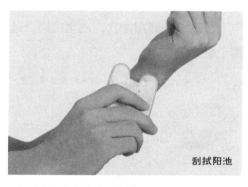

刮拭阳池

3 用单角按揉法按揉腕骨穴，以感到酸胀为度。

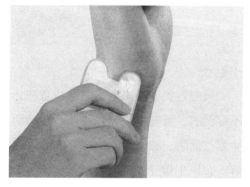

2 用角刮法从上至下刮拭阳池穴、阳谷穴，刮至出痧；或用单角按揉法按揉这2个穴位，以感到酸胀为度。

踝关节痛多为关节扭伤所致。外伤后踝部的经脉受损，气血运行不畅，经络不通，气滞血淤，就会造成不同程度的局部瘀肿、疼痛和关节活动障碍。刮痧有助于恢复关节功能，还可活血祛瘀、消肿止痛。

刮痧穴位精准定位

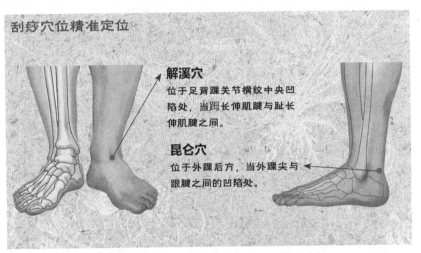

解溪穴
位于足背踝关节横纹中央凹陷处，当踇长伸肌腱与趾长伸肌腱之间。

昆仑穴
位于外踝后方，当外踝尖与跟腱之间的凹陷处。

专家手把手教你刮痧

1 用角揉法按揉解溪穴、昆仑穴，力度宜轻。

2 若足踝肿胀厉害或有破损，刮拭或按揉以上穴位困难，可选择外围部分进行刮拭，手法宜轻柔。

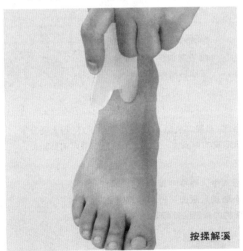

按揉解溪

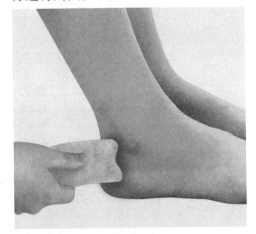

小贴士

若是踝关节扭伤，一开始不要使用按摩、刮痧等手法治疗，应先冷敷患处 2~3 日，每日 3~5 次，待疼痛和肿胀稍微缓解后再进行手法治疗。肿胀明显的患者，应抬高伤肢休息，以利肿胀消退。

足跟痛

足跟痛主要是足跟部组织因为急性、慢性损伤引起的无菌性发炎。足跟是支撑整个身体的重要受力点，长期负重、行走，或者是外伤、劳损，或寒湿入侵经络等，都会导致足跟痛。中医认为，慢性足跟痛也与年老肝肾虚损、筋骨失养或过度劳损有关。刮痧可祛除经络瘀滞、气血受阻，使筋骨肌肉得养，从而缓解疼痛。

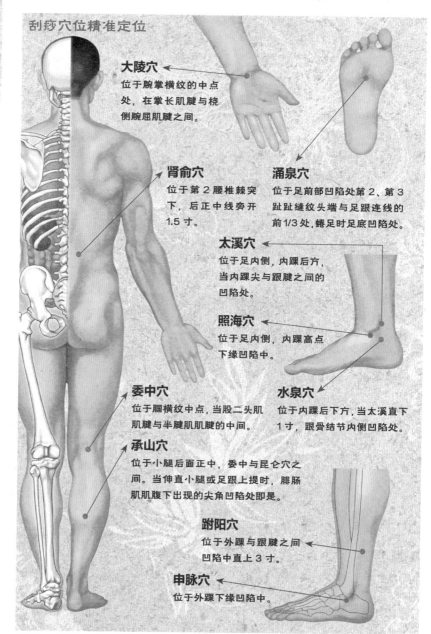

刮痧穴位精准定位

大陵穴
位于腕掌横纹的中点处，在掌长肌腱与桡侧腕屈肌腱之间。

肾俞穴
位于第2腰椎棘突下，后正中线旁开1.5寸。

涌泉穴
位于足前部凹陷处第2、第3趾趾缝纹头端与足跟连线的前1/3处，蜷足时足底凹陷处。

太溪穴
位于足内侧，内踝后方，当内踝尖与跟腱之间的凹陷处。

照海穴
位于足内侧，内踝高点下缘凹陷中。

委中穴
位于腘横纹中点，当股二头肌肌腱与半腱肌肌腱的中间。

水泉穴
位于内踝后下方，当太溪直下1寸，跟骨结节内侧凹陷处。

承山穴
位于小腿后面正中，委中与昆仑穴之间。当伸直小腿或足跟上提时，腓肠肌肌腹下出现的尖角凹陷处即是。

跗阳穴
位于外踝与跟腱之间凹陷中直上3寸。

申脉穴
位于外踝下缘凹陷中。

专家手把手教你刮痧

1 用面刮法从上向下刮拭患侧上肢心包经大陵穴。

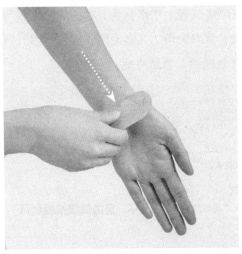

2 用面刮法从上向下刮拭患侧下肢膀胱经委中穴至承山穴，跗阳穴至申脉穴。

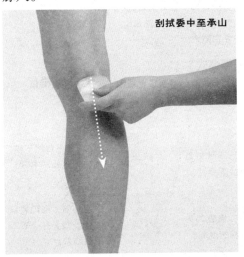

刮拭委中至承山

3 用平面按揉法刮拭患侧足部太溪穴、水泉穴、照海穴。

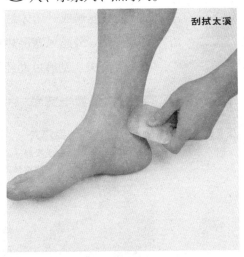

刮拭太溪

4 用面刮法从上至下刮拭背部肾俞穴，用单角刮法刮拭患侧足底涌泉穴。

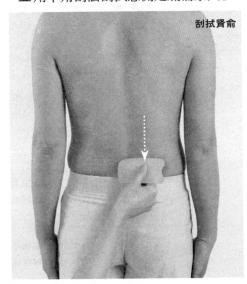

刮拭肾俞

小贴士

　　预防和缓解足跟痛，首先要选择适合的鞋，平时可用温水泡脚，或在足部予以热敷，避免过度劳累、行走或站立过久。扁平足者容易出现足跟部疼痛，更要注意避免过度运动，以免损伤跖腱膜，最好能穿上矫正鞋。

　　腰椎间盘突出症是指椎间盘从损伤的纤维环处膨出、突出，从而刺激或压迫脊髓、神经根等引起的一系列症状。主要症状是腰部伴下肢放射性疼痛或麻木。站立、行走、咳嗽、喷嚏或大便用力时疼痛加重，屈膝屈髋或卧床休息可使疼痛减轻。中医认为，本病的发生多与外伤劳损、外感风寒湿热邪气、营卫失调、气血经络受损，或因肝肾不足等有关。刮痧可助经络气血畅通，缓解疼痛。

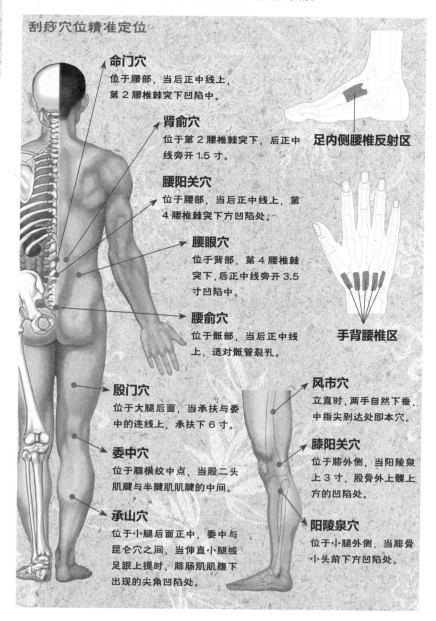

刮痧穴位精准定位

命门穴
位于腰部，当后正中线上，第 2 腰椎棘突下凹陷中。

肾俞穴
位于第 2 腰椎棘突下，后正中线旁开 1.5 寸。

足内侧腰椎反射区

腰阳关穴
位于腰部，当后正中线上，第 4 腰椎棘突下方凹陷处。

腰眼穴
位于背部，第 4 腰椎棘突下，后正中线旁开 3.5 寸凹陷中。

腰俞穴
位于骶部，当后正中线上，适对骶管裂孔。

手背腰椎区

殷门穴
位于大腿后面，当承扶与委中的连线上，承扶下 6 寸。

委中穴
位于腘横纹中点，当股二头肌腱与半腱肌肌腱的中间。

承山穴
位于小腿后面正中，委中与昆仑穴之间，当伸直小腿或足跟上提时，腓肠肌肌腹下出现的尖角凹陷处。

风市穴
立正时，两手自然下垂，中指尖到达处即本穴。

膝阳关穴
位于膝外侧，当阳陵泉上 3 寸，股骨外上髁上方的凹陷处。

阳陵泉穴
位于小腿外侧，当腓骨小头前下方凹陷处。

专家手把手教你刮痧

1 用面刮法刮拭手背腰椎区及足内侧腰椎反射区，寻找疼痛点，缓慢重点刮拭。

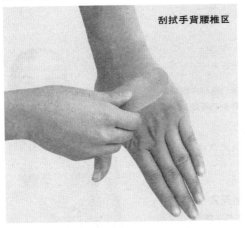

刮拭手背腰椎区

2 用面刮法从上至下刮拭命门穴至腰阳关穴。再用面刮法从上至下刮拭肾俞穴至腰俞穴。用角揉法按揉两侧腰眼穴，以感到酸胀为度。

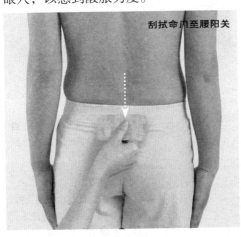

刮拭命门至腰阳关

3 用面刮法从上至下刮拭殷门穴、委中穴、承山穴。

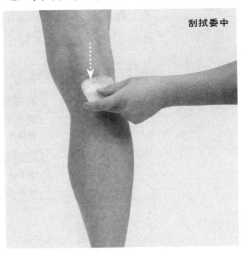

刮拭委中

4 用面刮法从上至下刮拭风市穴至膝阳关穴，用角刮法刮拭阳陵泉穴。

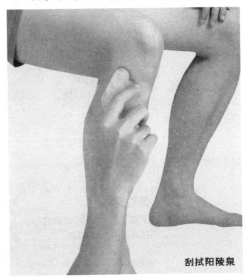

刮拭阳陵泉

小贴士

　　腰椎间盘突出症在急性期使用刮痧或其他手法治疗时，不宜选择腰部穴位，可选择下肢经穴。腰椎间盘突出的患者不能久坐、久站，不能提重物，不能做弯腰用力的动作；并且要做好保暖，不要受凉；注意卧床休息，睡平板床，且采取平卧位。

痔疮

痔疮包括内痔、外痔、混合痔，是一种慢性疾病，是肛门直肠底部及肛门黏膜的静脉丛发生曲张而形成的一个或多个柔软的静脉团。当排便时持续用力，易造成此处静脉内压力反复升高，静脉就会肿大。此病与长期从事坐位或站立工作、肩挑负重、跋涉远行、久痢、久泄、便秘、嗜食辛辣油腻食物等有关。

刮痧穴位精准定位

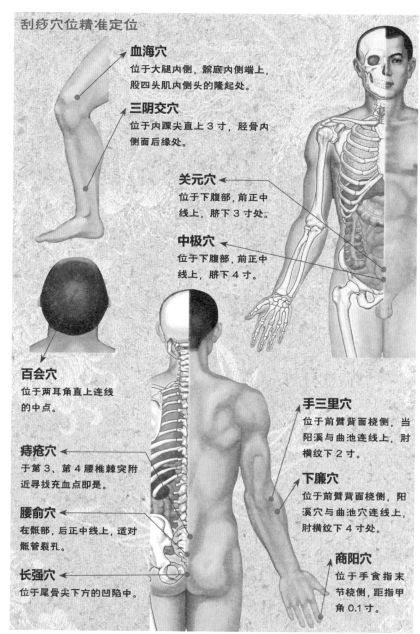

血海穴
位于大腿内侧，髌底内侧端上，股四头肌内侧头的隆起处。

三阴交穴
位于内踝尖直上3寸，胫骨内侧面后缘处。

关元穴
位于下腹部，前正中线上，脐下3寸处。

中极穴
位于下腹部，前正中线上，脐下4寸。

百会穴
位于两耳角直上连线的中点。

痔疮穴
于第3、第4腰椎棘突附近寻找充血点即是。

腰俞穴
在骶部，后正中线上，适对骶管裂孔。

长强穴
位于尾骨尖下方的凹陷中。

手三里穴
位于前臂背面桡侧，当阳溪与曲池连线上，肘横纹下2寸。

下廉穴
位于前臂背面桡侧，阳溪穴与曲池穴连线上，肘横纹下4寸处。

商阳穴
位于手食指末节桡侧，距指甲角0.1寸。

专家手把手教你刮痧

1 放松身体，用单角刮法刮拭头顶百会穴。

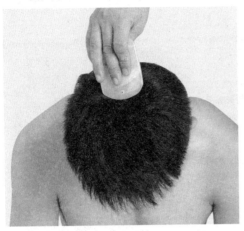

2 以面刮法刮拭背部腰俞穴至长强穴，及腰部奇穴痔疮穴。然后用面刮法从上向下刮拭腹部关元穴至中极穴。

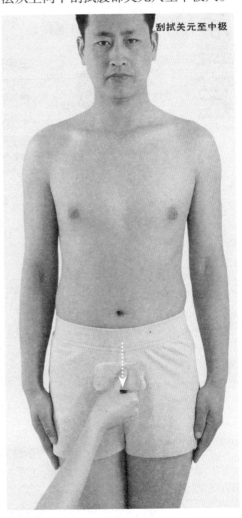

刮拭关元至中极

3 以面刮法刮拭上肢手三里穴至下廉穴；用面刮法刮拭下肢血海穴和三阴交穴。

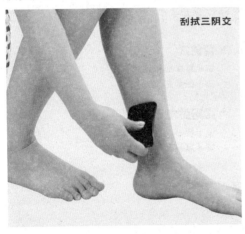

刮拭三阴交

小贴士

　　痔疮患者在平时要多注意饮食的调节，多喝水，多吃富含膳食纤维的食物，并且养成定时排便的好习惯。此外，要避免久坐久站，还要加强锻炼，因为体育锻炼有益于血液循环，可以调和人体气血，促进胃肠蠕动，改善盆腔充血，防止大便秘结，能有效预防痔疮。

老年性骨质疏松症最常见的症状是腰痛，疼痛沿脊柱向两侧扩散，仰卧位或坐位时疼痛减轻，直立后伸时疼痛加剧，日间疼痛减轻，夜间和清晨醒来时疼痛加重，弯腰、肌肉运动、咳嗽和大便用力疼痛亦加重。

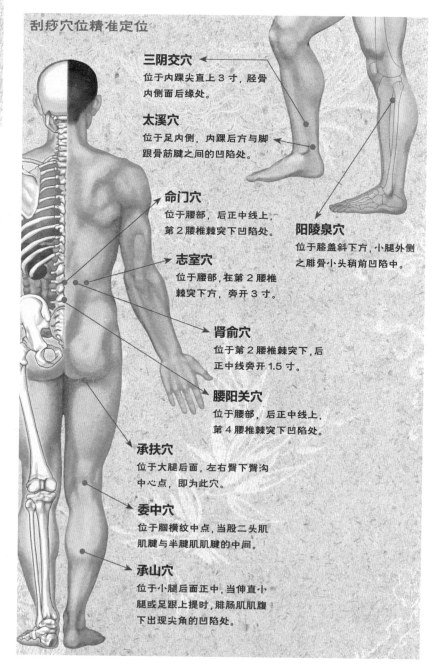

刮痧穴位精准定位

三阴交穴
位于内踝尖直上 3 寸，胫骨内侧面后缘处。

太溪穴
位于足内侧，内踝后方与脚跟骨筋腱之间的凹陷处。

命门穴
位于腰部，后正中线上，第 2 腰椎棘突下凹陷处。

阳陵泉穴
位于膝盖斜下方，小腿外侧之腓骨小头稍前凹陷中。

志室穴
位于腰部，在第 2 腰椎棘突下方，旁开 3 寸。

肾俞穴
位于第 2 腰椎棘突下，后正中线旁开 1.5 寸。

腰阳关穴
位于腰部，后正中线上，第 4 腰椎棘突下凹陷处。

承扶穴
位于大腿后面，左右臀下臀沟中心点，即为此穴。

委中穴
位于腘横纹中点，当股二头肌肌腱与半腱肌肌腱的中间。

承山穴
位于小腿后面正中，当伸直小腿或足跟上提时，腓肠肌肌腹下出现尖角的凹陷处。

专家手把手教你刮痧

1 以面刮法从上向下刮拭腰部命门穴、两侧肾俞穴与志室穴、腰阳关穴。

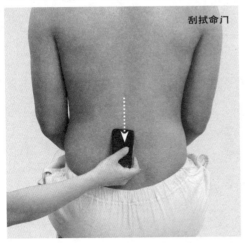
刮拭命门

3 以面刮法从上向下刮拭下肢阳陵泉穴、三阴交穴。

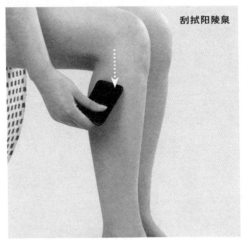
刮拭阳陵泉

2 以面刮法由里而外刮拭承扶穴，再以面刮法从上向下刮拭委中穴、承山穴。

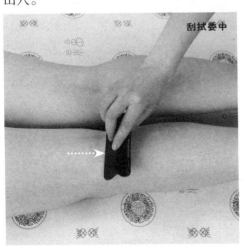
刮拭委中

4 以平面按揉法按揉太溪穴。

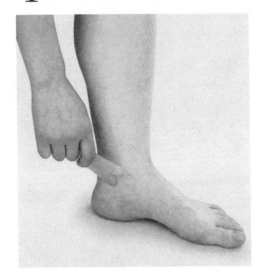

小贴士

　　骨质疏松症虽不能完全预防，但给予一定的预防措施，能在很大程度上减轻骨质疏松症状，防止严重并发症出现。平时要多摄入一些含钙量高的食物，如牛奶、大豆、海带等，还要加强身体锻炼，适当增加户外活动以获取足够的日光照射，增加体内维生素 D 的来源和减少骨质流失。

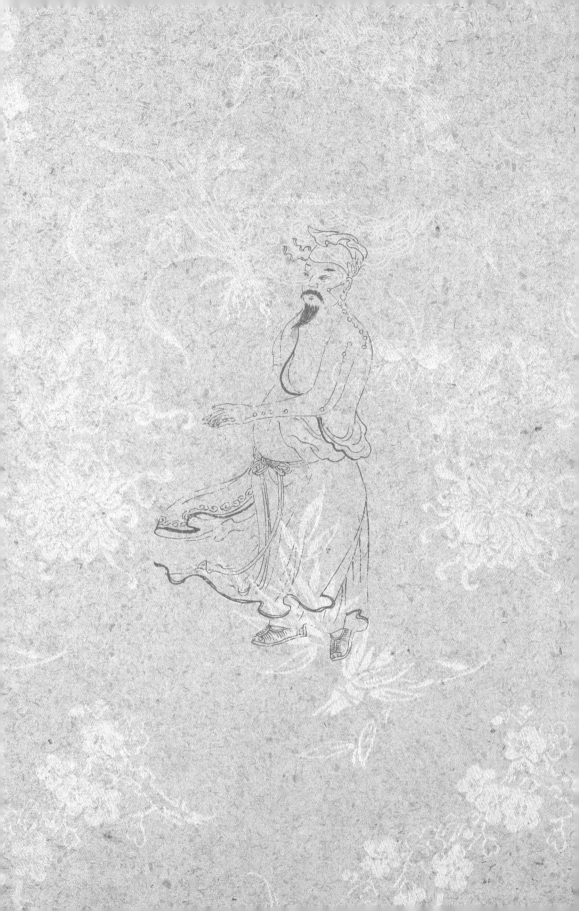

刮痧调理五官科常见病

对于一些常见的五官科疾病，刮痧疗法也有自己的一套体系。刮痧能刺激并畅通经络气血，帮助五脏排毒。五脏毒素清除了，疾病自然好得更快一些。

慢性支气管炎

慢性支气管炎是老年人常见病，俗称"老慢支"。早期症状轻微，多在冬季发作，春暖后缓解，主要表现为慢性咳嗽或咳痰，痰白而黏，或咳痰清稀，受凉即发。如未能及早治疗，后期症状会加重并常年存在，病程常迁延反复，以致并发肺气肿和肺源性心脏病。刮拭特定穴位能起到宣肺止咳、化痰平喘的作用，对缓解和治疗本病很有帮助。

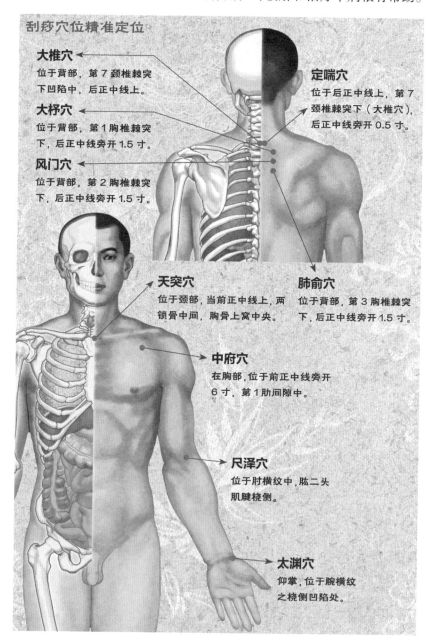

刮痧穴位精准定位

大椎穴
位于背部，第7颈椎棘突下凹陷中，后正中线上。

大杼穴
位于背部，第1胸椎棘突下，后正中线旁开1.5寸。

风门穴
位于背部，第2胸椎棘突下，后正中线旁开1.5寸。

定喘穴
位于后正中线上，第7颈椎棘突下（大椎穴），后正中线旁开0.5寸。

天突穴
位于颈部，当前正中线上，两锁骨中间，胸骨上窝中央。

肺俞穴
位于背部，第3胸椎棘突下，后正中线旁开1.5寸。

中府穴
在胸部，位于前正中线旁开6寸，第1肋间隙中。

尺泽穴
位于肘横纹中，肱二头肌腱桡侧。

太渊穴
仰掌，位于腕横纹之桡侧凹陷处。

专家手把手教你刮痧

1 用面刮法自上而下，从大椎穴、定喘穴经大杼穴、风门穴，刮至肺俞穴，以出痧为度。

2 用角刮法自上而下分别刮拭天突穴、中府穴，并用回旋按揉的方式刮拭每个穴位各30下，以出痧为度。

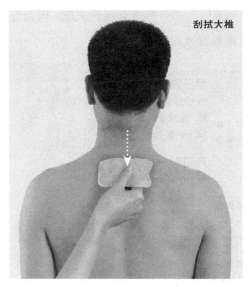

刮拭大椎

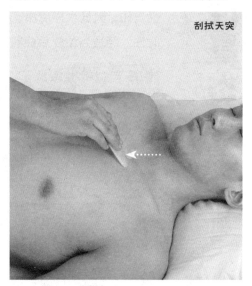

刮拭天突

3 用面刮法分别自上而下刮拭上肢尺泽穴、太渊穴，力度由轻到重，以出痧为度。

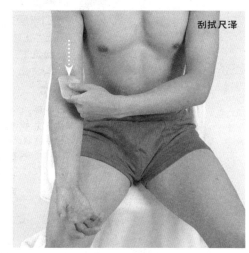

刮拭尺泽

小贴士

　　吸烟是慢性支气管炎最重要的发病原因，戒烟虽不能使慢性支气管炎完全康复，却可以明显延缓病程发展，使肺功能得到部分恢复。另外，合理的营养、体育锻炼、预防感冒也都有益于老年慢性支气管炎的预防。

过敏性鼻炎

过敏性鼻炎又称变应性鼻炎，是特应性个体接触致敏原引起的鼻黏膜慢性炎症。过敏性鼻炎以鼻痒、喷嚏、鼻分泌亢进、鼻黏膜肿胀等为主要特点，可诱发支气管哮喘、鼻窦炎、鼻息肉、中耳炎等，或与过敏性结膜炎同时发生。过敏性鼻炎的典型症状是阵发性喷嚏连续性发作，大量水样清涕、鼻塞和鼻痒。部分患者有嗅觉减退，但为暂时性。经适当治疗后症状一般可减轻或得以控制。

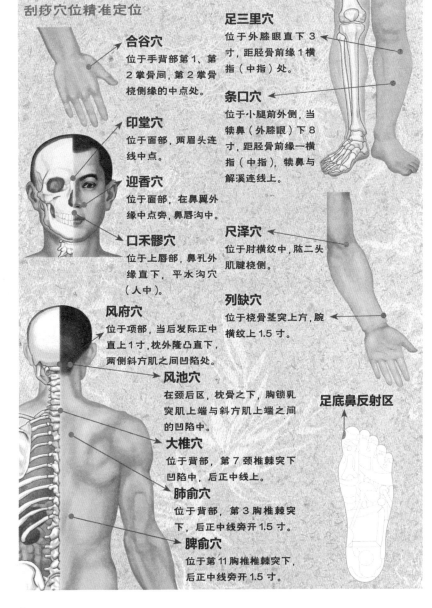

刮痧穴位精准定位

合谷穴
位于手背部第1、第2掌骨间，第2掌骨桡侧缘的中点处。

印堂穴
位于面部，两眉头连线中点。

迎香穴
位于面部，在鼻翼外缘中点旁，鼻唇沟中。

口禾髎穴
位于上唇部，鼻孔外缘直下，平水沟穴（人中）。

风府穴
位于项部，当后发际正中直上1寸，枕外隆凸直下，两侧斜方肌之间凹陷处。

足三里穴
位于外膝眼直下3寸，距胫骨前缘1横指（中指）处。

条口穴
位于小腿前外侧，当犊鼻（外膝眼）下8寸，距胫骨前缘一横指（中指），犊鼻与解溪连线上。

尺泽穴
位于肘横纹中，肱二头肌腱桡侧。

列缺穴
位于桡骨茎突上方，腕横纹上1.5寸。

风池穴
在颈后区，枕骨之下，胸锁乳突肌上端与斜方肌上端之间的凹陷中。

大椎穴
位于背部，第7颈椎棘突下凹陷中，后正中线上。

肺俞穴
位于背部，第3胸椎棘突下，后正中线旁开1.5寸。

脾俞穴
位于第11胸椎椎棘突下，后正中线旁开1.5寸。

足底鼻反射区

专家手把手教你刮痧

1 用刮痧板角按揉足大趾下足底部鼻反射区，至有酸胀感为度。

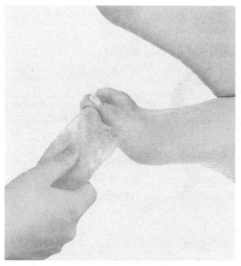

2 用刮痧板单角按揉口禾髎穴、迎香穴及印堂穴。

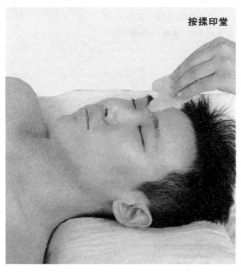

按揉印堂

3 用角揉法揉按双侧胆经风池穴；用面刮法从上至下刮拭督脉风府穴至大椎穴，膀胱经肺俞穴至脾俞穴。

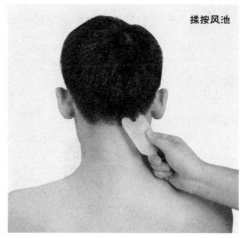

揉按风池

4 用面刮法从上至下刮拭上肢大肠经合谷穴，肺经尺泽穴至列缺穴，下肢胃经足三里穴至条口穴。

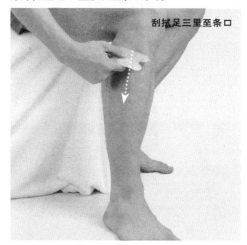

刮拭足三里至条口

小贴士

　　避免接触过敏原是防治过敏性鼻炎最有效的方法。要尽可能避开一切可疑或已明确的致敏原，包括一切致敏性吸入物、食物和接触物，以减少发病率。空调也是引发过敏性鼻炎的重要因素，过敏体质者应注意避免。

老花眼是指上了年纪的人，逐渐产生近距离阅读困难的情况，是人体机能老化的一种表现，不是病理状态，但用眼过度也是不可忽视的因素。防治老花眼一方面要注意用眼卫生，不要让眼睛疲劳；另一方面可通过按摩、刮痧等方式调动眼周气血，让眼睛得到滋养。

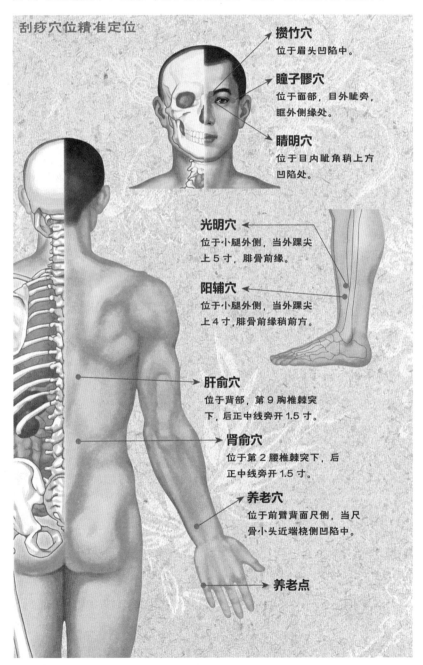

刮痧穴位精准定位

攒竹穴
位于眉头凹陷中。

瞳子髎穴
位于面部，目外眦旁，眶外侧缘处。

睛明穴
位于目内眦角稍上方凹陷处。

光明穴
位于小腿外侧，当外踝尖上 5 寸，腓骨前缘。

阳辅穴
位于小腿外侧，当外踝尖上 4 寸，腓骨前缘稍前方。

肝俞穴
位于背部，第 9 胸椎棘突下，后正中线旁开 1.5 寸。

肾俞穴
位于第 2 腰椎棘突下，后正中线旁开 1.5 寸。

养老穴
位于前臂背面尺侧，当尺骨小头近端桡侧凹陷中。

养老点

专家手把手教你刮痧

1 用垂直按揉法按揉前臂背面养老穴及小指根侧养老点，以有酸麻感为度。

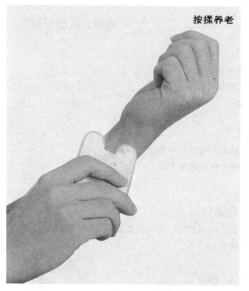

按揉养老

2 用垂直按揉法按揉面部睛明穴，用平面按揉法按揉攒竹穴、瞳子髎穴。

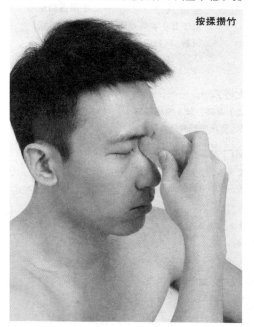

按揉攒竹

3 用面刮法从上至下刮拭背部肝俞穴至肾俞穴，刮至皮肤潮红。

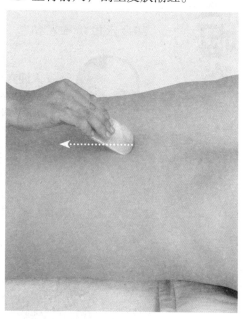

4 用面刮法从上至下刮拭下肢外侧光明穴至阳辅穴。

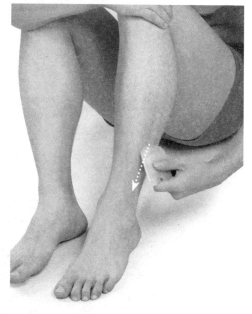

慢性咽炎

慢性咽炎发作时咽部可有各种不同的感觉，如异物感，干燥，灼热，微痛等。咽分泌物增多，黏稠，故常有清嗓动作，吐白色粘痰。刮痧能够在一定程度上缓解症状。

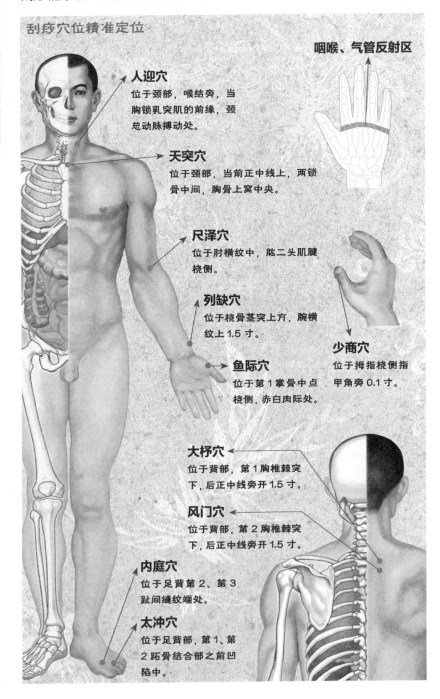

刮痧穴位精准定位

咽喉、气管反射区

人迎穴
位于颈部，喉结旁，当胸锁乳突肌的前缘，颈总动脉搏动处。

天突穴
位于颈部，当前正中线上，两锁骨中间，胸骨上窝中央。

尺泽穴
位于肘横纹中，肱二头肌腱桡侧。

列缺穴
位于桡骨茎突上方，腕横纹上1.5寸。

少商穴
位于拇指桡侧指甲角旁0.1寸。

鱼际穴
位于第1掌骨中点桡侧，赤白肉际处。

大杼穴
位于背部，第1胸椎棘突下，后正中线旁开1.5寸。

风门穴
位于背部，第2胸椎棘突下，后正中线旁开1.5寸。

内庭穴
位于足背第2、第3趾间缝纹端处。

太冲穴
位于足背部，第1、第2跖骨结合部之前凹陷中。

专家手把手教你刮痧

1 用平面按揉法刮拭手掌咽喉、气管反射区 30~50 下。

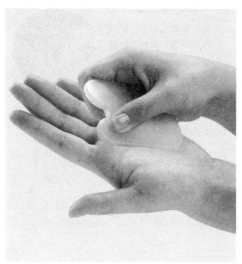

2 用平刮法刮拭人迎穴 15~30 下，然后用单角刮法刮拭天突穴，刮至出痧，手法宜轻柔。

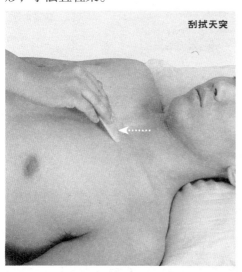

刮拭天突

3 用平刮法刮拭尺泽穴至列缺穴，鱼际穴至少商穴，刮至皮肤发红或出痧。

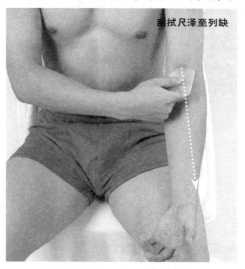

刮拭尺泽至列缺

4 用刮痧板角按揉足背部太冲穴、内庭穴，至酸胀感强烈或出痧。

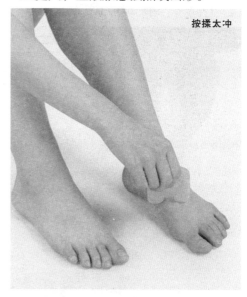

按揉太冲

小贴士

  若是春天犯咽炎，还可以按揉或刮拭大腿内侧的肝经，重点是膝盖上下的几个压痛点，然后用刮痧板角按揉足大趾和二趾之间的太冲穴。

虚火牙痛

虚火牙痛是指虚火上炎引起的牙齿疼痛。其症状表现为牙痛隐隐，时作时止，常在夜晚加重，呈慢性轻微疼痛，齿龈松动，咀嚼无力。

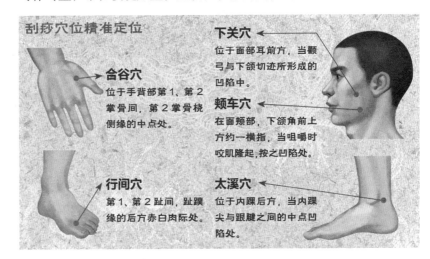

刮痧穴位精准定位

合谷穴
位于手背部第1、第2掌骨间，第2掌骨桡侧缘的中点处。

行间穴
第1、第2趾间，趾蹼缘的后方赤白肉际处。

下关穴
位于面部耳前方，当颧弓与下颌切迹所形成的凹陷中。

颊车穴
在面颊部，下颌角前上方约一横指，当咀嚼时咬肌隆起，按之凹陷处。

太溪穴
位于内踝后方，当内踝尖与跟腱之间的中点凹陷处。

专家手把手教你刮痧

在需刮痧部位涂抹适量刮痧油。先点揉下关、颊车穴，用力宜重。再用平面按揉法揉手部合谷穴，至皮肤发红、皮下紫色痧斑痧痕形成为止。最后重刮足部太溪穴、行间穴，用刮板角部重刮30次，出痧为度。

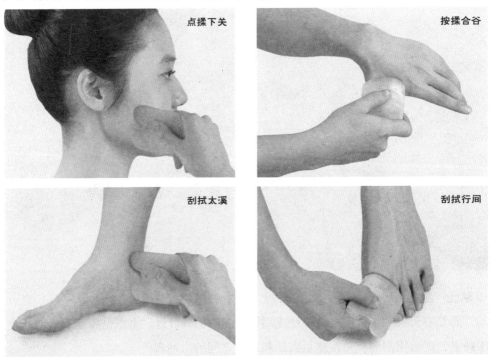

点揉下关

按揉合谷

刮拭太溪

刮拭行间

实火牙痛表现为牙痛甚剧，牙龈红肿（多为下牙痛），兼口臭口渴，便秘，多为肠胃积热所致。

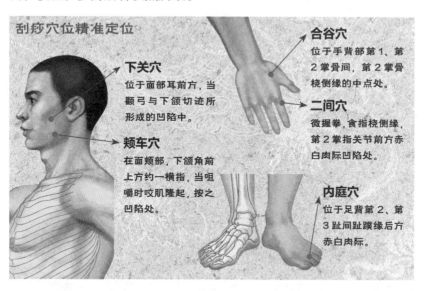

刮痧穴位精准定位

下关穴
位于面部耳前方，当颧弓与下颌切迹所形成的凹陷中。

颊车穴
在面颊部，下颌角前上方约一横指，当咀嚼时咬肌隆起，按之凹陷处。

合谷穴
位于手背部第1、第2掌骨间，第2掌骨桡侧缘的中点处。

二间穴
微握拳，食指桡侧缘，第2掌指关节前方赤白肉际凹陷处。

内庭穴
位于足背第2、第3趾间趾蹼缘后方赤白肉际。

专家手把手教你刮痧

在需刮痧部位涂抹适量刮痧油。先用刮痧板板角点揉下关穴、颊车穴，用力宜重。再用平面按揉法按揉手部合谷穴和二间穴，至皮肤发红、皮下紫色痧斑形成为止。最后重刮足部内庭穴，用刮板角部重刮30次，出痧为度。

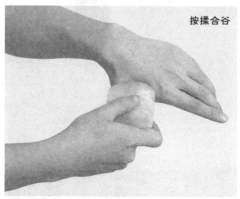

按揉合谷

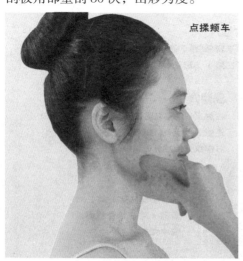

点揉颊车

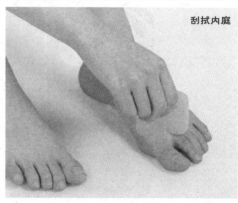

刮拭内庭

扁桃体炎

　　扁桃体炎是咽喉部两侧的喉核（即扁桃体）红肿、疼痛，表面有白色或黄色脓性分泌物的病症。本病初始为风热外邪所致，表现为咽部疼痛，并逐渐加重，吞咽或咳嗽时疼痛加剧，并伴有发热，畏寒，头痛口渴，唾液增多等症状。此症由于喉核红肿，状似蚕蛾，中医称之为"乳蛾"。

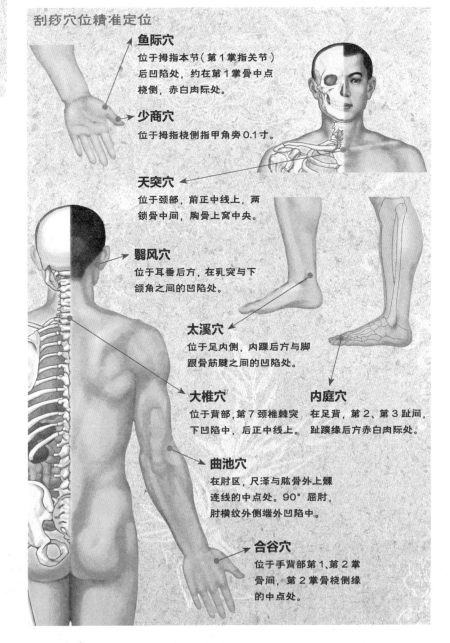

刮痧穴位精准定位

鱼际穴
位于拇指本节（第1掌指关节）后凹陷处，约在第1掌骨中点桡侧，赤白肉际处。

少商穴
位于拇指桡侧指甲角旁0.1寸。

天突穴
位于颈部，前正中线上，两锁骨中间，胸骨上窝中央。

翳风穴
位于耳垂后方，在乳突与下颌角之间的凹陷处。

太溪穴
位于足内侧，内踝后方与脚跟骨筋腱之间的凹陷处。

大椎穴
位于背部，第7颈椎棘突下凹陷中，后正中线上。

内庭穴
在足背，第2、第3趾间，趾蹼缘后方赤白肉际处。

曲池穴
在肘区，尺泽与肱骨外上髁连线的中点处。90°屈肘，肘横纹外侧端外凹陷中。

合谷穴
位于手背部第1、第2掌骨间，第2掌骨桡侧缘的中点处。

专家手把手教你刮痧

1 放松身体，以单角刮法刮拭翳风穴、天突穴。

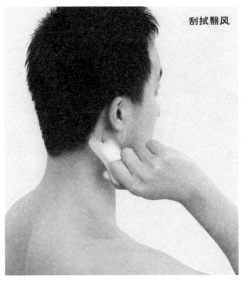

刮拭翳风

2 以面刮法从上向下刮拭背部大椎穴。

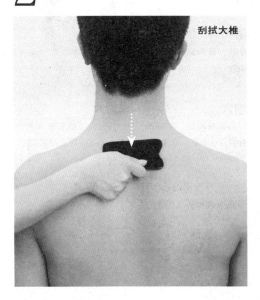

刮拭大椎

3 用面刮法从上向下刮拭上肢曲池穴、少商穴、鱼际穴，再以平面按揉法按揉手背合谷穴。

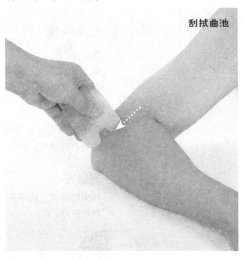

刮拭曲池

4 以平面按揉法按揉下肢太溪穴，再用垂直按揉法按揉下肢内庭穴。

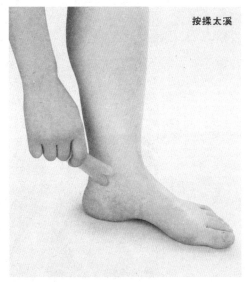

按揉太溪

小贴士

　　预防扁桃体炎的关键是锻炼身体，增强体质。在日常生活中不但要注意穿衣保暖，避免受凉，预防感冒，而且应养成良好的卫生习惯。

近视眼

近视眼也称短视眼，是一种常见的眼科疾病，以青少年较为常见。是指在无调节状态下平行光线经眼屈光系统屈折后，成像在视网膜前，使远距离物体不能清晰地在视网膜上成像。临床表现为患者视远物不清，而视近物清晰，还伴有眼胀、头痛、眼疲劳等症状。

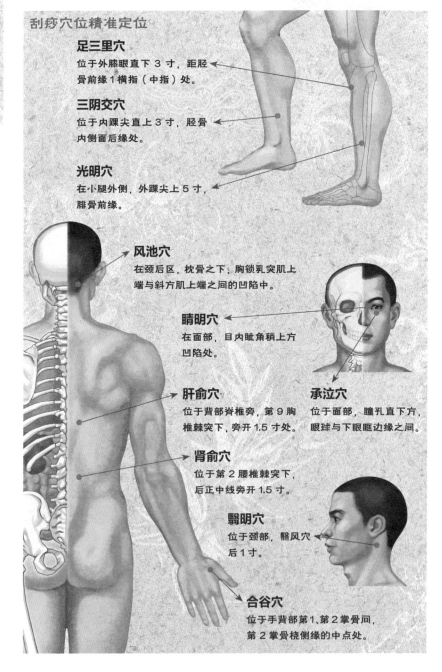

刮痧穴位精准定位

足三里穴
位于外膝眼直下 3 寸，距胫骨前缘 1 横指（中指）处。

三阴交穴
位于内踝尖直上 3 寸，胫骨内侧面后缘处。

光明穴
在小腿外侧，外踝尖上 5 寸，腓骨前缘。

风池穴
在颈后区，枕骨之下，胸锁乳突肌上端与斜方肌上端之间的凹陷中。

睛明穴
在面部，目内眦角稍上方凹陷处。

肝俞穴
位于背部脊椎旁，第 9 胸椎棘突下，旁开 1.5 寸处。

承泣穴
位于面部，瞳孔直下方，眼球与下眼眶边缘之间。

肾俞穴
位于第 2 腰椎棘突下，后正中线旁开 1.5 寸。

翳明穴
位于颈部，翳风穴后 1 寸。

合谷穴
位于手背部第 1、第 2 掌骨间，第 2 掌骨桡侧缘的中点处。

专家手把手教你刮痧

1 放松身体，用垂直按揉法按揉睛明穴，再用平面按揉法按揉承泣穴。

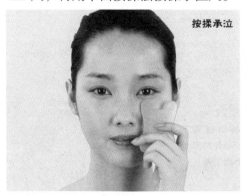

按揉承泣

2 以单角刮法刮拭颈部翳明穴、风池穴。

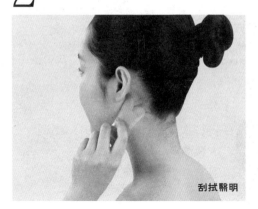

刮拭翳明

3 以面刮法从上向下刮拭背部肝俞穴、肾俞穴。

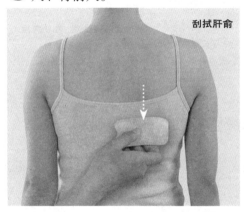

刮拭肝俞

4 用平面按揉法按揉手背合谷穴。

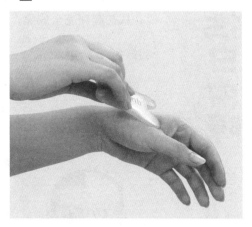

5 以面刮法从上向下刮拭下肢足三里穴、光明穴、三阴交穴。

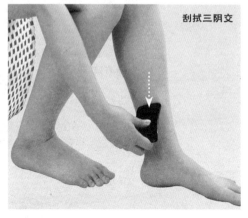

刮拭三阴交

小贴士

　　近视患者平时要多注意用眼卫生，看书时要保持正确的姿势，不要躺着看书，工作和学习一段时间后要眺望远处数分钟。同时还应加强身体锻炼，坚持做眼保健操，饮食方面要少食辛辣，多吃一些富含蛋白质、维生素、微量元素锌等的食物。

老年性白内障

老年性白内障是后天性白内障中最常见的一种，多发生于 50 岁以上的老人。晶状体的混浊多开始于皮质浅层，一部分可先围绕着核发生，晶状体完全混浊需要数月或数年，也可停止于任何时期，就是说，从初起到完全成熟，时间长短不一。

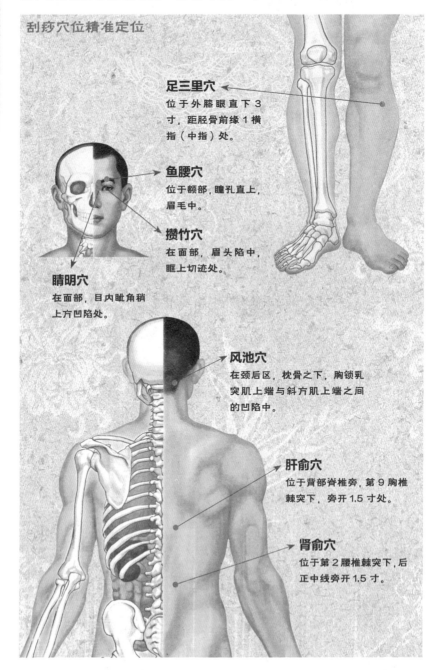

刮痧穴位精准定位

足三里穴
位于外膝眼直下 3 寸，距胫骨前缘 1 横指（中指）处。

鱼腰穴
位于额部，瞳孔直上，眉毛中。

攒竹穴
在面部，眉头陷中，眶上切迹处。

睛明穴
在面部，目内眦角稍上方凹陷处。

风池穴
在颈后区，枕骨之下，胸锁乳突肌上端与斜方肌上端之间的凹陷中。

肝俞穴
位于背部脊椎旁，第 9 胸椎棘突下，旁开 1.5 寸处。

肾俞穴
位于第 2 腰椎棘突下，后正中线旁开 1.5 寸。

专家手把手教你刮痧

1 放松身体，用平面按揉法按揉面部攒竹穴、鱼腰穴，再用垂直按揉法按揉睛明穴。

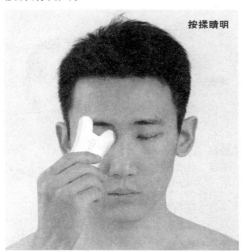

按揉睛明

3 用面刮法从上向下刮拭背部肝俞穴、肾俞穴。

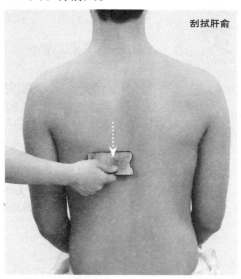

刮拭肝俞

2 用单角刮法刮拭颈部风池穴。

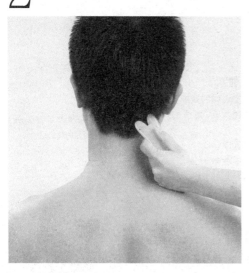

4 用面刮法从上向下刮拭足三里穴。

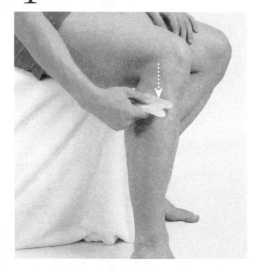

小贴士

　　老年人要适当多吃一些蔬菜和豆类蛋白食品来增加营养，平时应多做一些力所能及的劳动，适当锻炼身体，以改善全身的新陈代谢，这对预防白内障有一定的作用。此外，在白内障成熟或接近成熟时要及时手术，不要拖延，以免发生其他并发症。

鼻窦炎

鼻窦炎以鼻流腥臭浓涕，鼻塞、嗅觉减退为主要症状，常伴头痛。目前认为鼻窦炎的发病原因主要是由于窦口阻塞导致鼻窦内的感染，窦口阻塞原因很多，其中鼻息肉是引起鼻窦开口阻塞的重要原因，而鼻窦的炎症刺激反过来又促进鼻息肉的生长。

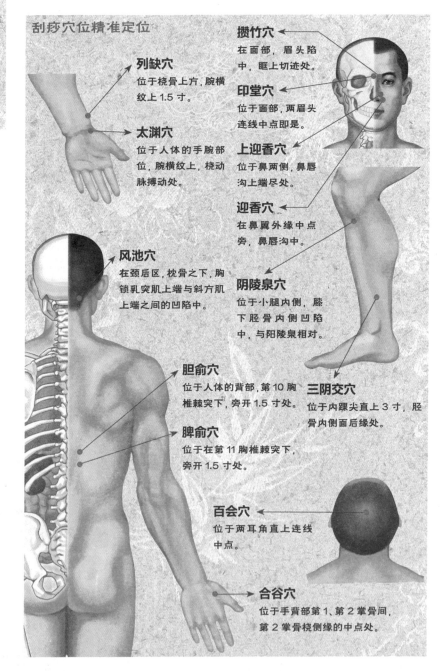

刮痧穴位精准定位

列缺穴
位于桡骨上方，腕横纹上 1.5 寸。

太渊穴
位于人体的手腕部位，腕横纹上，桡动脉搏动处。

攒竹穴
在面部，眉头陷中，眶上切迹处。

印堂穴
位于面部，两眉头连线中点即是。

上迎香穴
位于鼻两侧，鼻唇沟上端尽处。

迎香穴
在鼻翼外缘中点旁，鼻唇沟中。

风池穴
在颈后区，枕骨之下，胸锁乳突肌上端与斜方肌上端之间的凹陷中。

阴陵泉穴
位于小腿内侧，膝下胫骨内侧凹陷中，与阳陵泉相对。

胆俞穴
位于人体的背部，第 10 胸椎棘突下，旁开 1.5 寸处。

脾俞穴
位于在第 11 胸椎棘突下，旁开 1.5 寸处。

三阴交穴
位于内踝尖直上 3 寸，胫骨内侧面后缘处。

百会穴
位于两耳角直上连线中点。

合谷穴
位于手背部第 1、第 2 掌骨间，第 2 掌骨桡侧缘的中点处。

专家手把手教你刮痧

1 放松身体，用单角刮法刮拭头顶部百会穴。

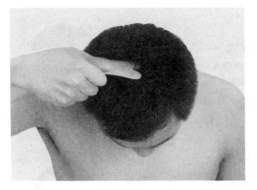

2 用平面按揉法按揉面部印堂穴、攒竹穴、上迎香穴、迎香穴。

按揉印堂

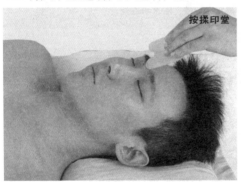

3 用单角刮法刮拭头颈双侧风池穴，再以面刮法刮拭背部双侧胆俞穴至脾俞穴。

刮拭胆俞至脾俞

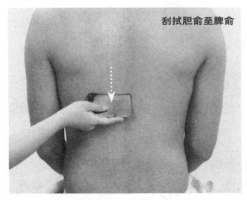

4 用面刮法刮拭上肢列缺穴至太渊穴，再用平面按揉法按揉手背合谷穴。

刮拭列缺至太渊

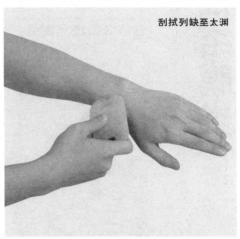

5 以面刮法从上向下刮拭下肢阴陵泉穴至三阴交穴。

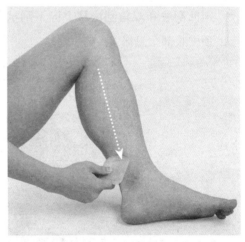

小贴士

鼻窦炎患者平时应注意鼻腔卫生，还要注意擤涕方法，鼻塞多涕的患者，应用手指压住一侧鼻孔，稍稍用力往外擤，之后交替。鼻涕过浓时以盐水洗鼻，避免伤及鼻黏膜。严禁烟、酒、辛辣食品。

急性结膜炎也称"红眼病"，表现为眼睛红肿，充血流泪，有分泌物，异物感、灼热感。中医认为是由风热湿邪或肝胆火邪所致，所以刮痧治疗时以疏风泻热为主。

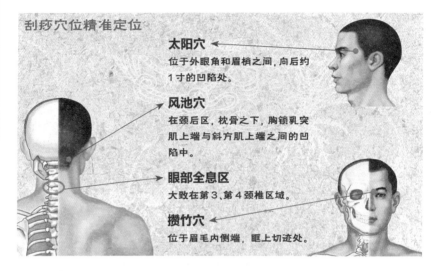

刮痧穴位精准定位

太阳穴
位于外眼角和眉梢之间，向后约1寸的凹陷处。

风池穴
在颈后区，枕骨之下，胸锁乳突肌上端与斜方肌上端之间的凹陷中。

眼部全息区
大致在第3、第4颈椎区域。

攒竹穴
位于眉毛内侧端，眶上切迹处。

专家手把手教你刮痧

1 用面刮法和双角刮法从上向下刮拭颈椎眼部全息区。

2 用平面按揉法按揉患侧太阳穴。用单角刮法刮拭患侧攒竹穴及头颈部双侧风池穴。

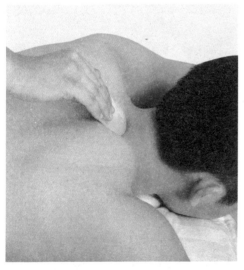

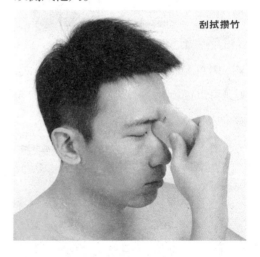

刮拭攒竹

小贴士

急性结膜炎（红眼病）是因细菌感染而发病，有一定传染性，所以要专板专用，每次刮痧完毕后一定要仔细清洗消毒刮痧用具，并洗净双手，避免传染和交叉感染。

口臭，是指口腔中散发出难闻异味。中医认为，口臭源于心脾之火太过，心包经积热日久，灼伤血络，或由脾虚湿浊上泛，熏蒸于口舌咽喉所致。刮痧可帮助清泻心火、胃火，从根本上解决口臭的烦恼。

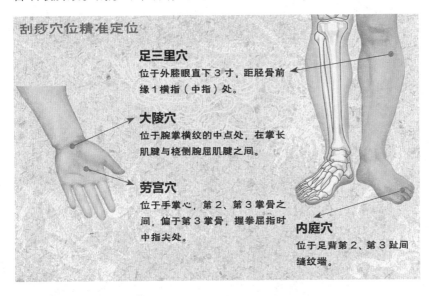

刮痧穴位精准定位

足三里穴
位于外膝眼直下3寸，距胫骨前缘1横指（中指）处。

大陵穴
位于腕掌横纹的中点处，在掌长肌腱与桡侧腕屈肌腱之间。

劳宫穴
位于手掌心，第2、第3掌骨之间，偏于第3掌骨，握拳屈指时中指尖处。

内庭穴
位于足背第2、第3趾间缝纹端。

专家手把手教你刮痧

1 用刮痧板板角刮拭并按揉大陵穴、劳宫穴，以感到酸胀为度。

2 用刮痧板角按揉胃经双侧足三里穴、内庭穴，以感到酸胀为度。

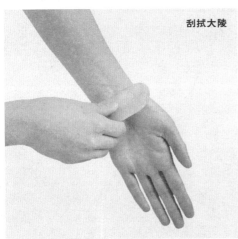

刮拭大陵

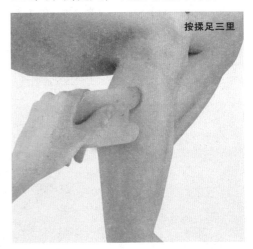

按揉足三里

小贴士

口臭之人要少食大蒜、洋葱等刺激食物，忌烟酒，多吃蔬菜、水果、粗纤维类食品。平时可饮用适量茶水，既可以清热去火，又可以清洁口腔，改善口臭症状。

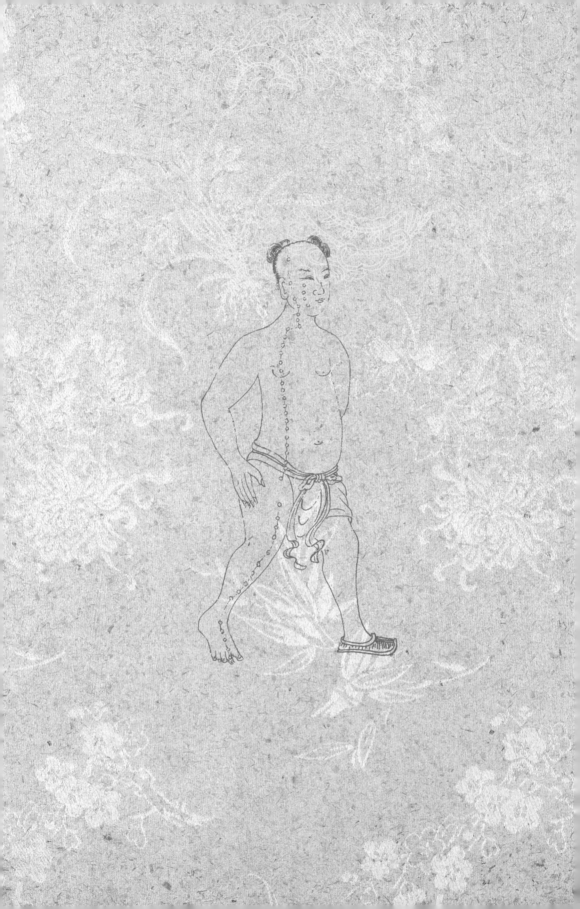

刮痧调理皮肤科常见病

刮痧疗法具有排毒养颜功效，能有效地改善常见的皮肤病问题。无论是有病还是没病，经常刮痧，都能促进血液循环，带走体内毒素，让皮肤变得更顺滑，更有弹性。

痤疮

痤疮俗称"青春痘"。中医认为痤疮的形成，多与火热积聚，肝气郁结，血液瘀滞，阴阳失调有关。根据痤疮发生的部位，可以判断相应的气血失调的经脉脏腑。痤疮的刮痧治疗不做面部刮痧，只调理相关经脉脏腑的气血阴阳，从而做到釜底抽薪。

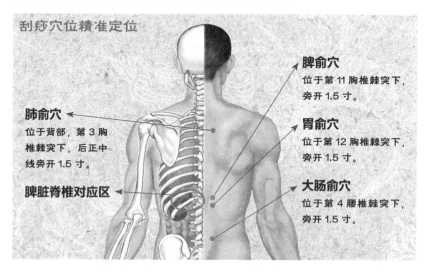

刮痧穴位精准定位

脾俞穴
位于第 11 胸椎棘突下，旁开 1.5 寸。

胃俞穴
位于第 12 胸椎棘突下，旁开 1.5 寸。

大肠俞穴
位于第 4 腰椎棘突下，旁开 1.5 寸。

肺俞穴
位于背部，第 3 胸椎棘突下，后正中线旁开 1.5 寸。

脾脏脊椎对应区

专家手把手教你刮痧

1 用平刮法从内向外刮拭左胁肋部，从上向下刮拭左背部脾脏脊椎对应区。

2 用面刮法和双角刮法从上向下刮拭膀胱经肺俞穴、脾俞穴、胃俞穴、大肠俞穴。

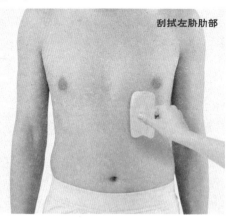

刮拭左胁肋部

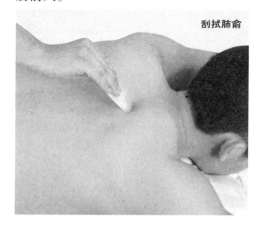

刮拭肺俞

小贴士

心理压力太大，会扰乱生理激素的分泌，造成内分泌失调，为痤疮的出现创造条件。所以长痘的人首先要学会调节工作和生活，消除紧张情绪。

中医认为，气血两虚，加之气机不畅，因虚致瘀使肌肤微循环出现障碍是形成黄褐斑的原因。身体透支、心理压力过大、人体的自然衰老等都是导致气血两虚的因素。刮痧可疏通面部气血瘀滞，改善脏腑功能，对黄褐斑起到标本兼治的作用。

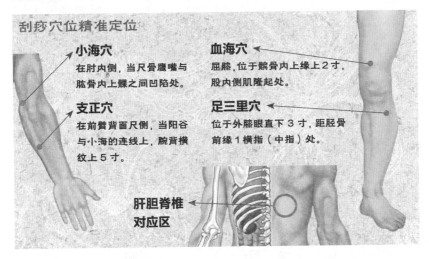

刮痧穴位精准定位

小海穴
在肘内侧，当尺骨鹰嘴与肱骨内上髁之间凹陷处。

支正穴
在前臂背面尺侧，当阳谷与小海的连线上，腕背横纹上5寸。

血海穴
屈膝，位于髌骨内上缘上2寸，股内侧肌隆起处。

足三里穴
位于外膝眼直下3寸，距胫骨前缘1横指（中指）处。

肝胆脊椎对应区

专家手把手教你刮痧

1 清洁面部皮肤，涂刮痧乳，用推刮法从内向外刮拭前额，重点刮拭色斑部位。

2 用面刮法和双角刮法刮拭背部肝胆脊椎对应区。

3 用面刮法从上向下刮拭上肢小肠经小海穴、支正穴，下肢胃经足三里穴，脾经血海穴。

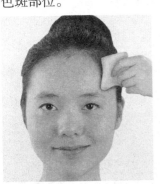

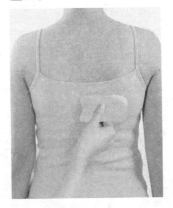

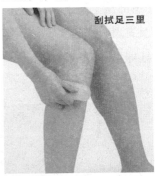

刮拭足三里

小贴士

黄褐斑患者应忌酒、忌辛辣刺激性饮食；多喝水、多吃一些富含维生素的蔬菜和水果；补充多种维生素，尤其是维生素C、维生素E以及B族维生素。保持愉快的心情对预防和消除黄褐斑也很重要。

雀斑

虽然雀斑不会损害健康，却直接影响着我们面部的美丽。中医认为雀斑与肾虚、肺弱有关。肾主藏精，精足，阳气旺盛，可以加速黑色素的分解，明显淡化雀斑。因此，刮痧要注重调理肺肾二脏。

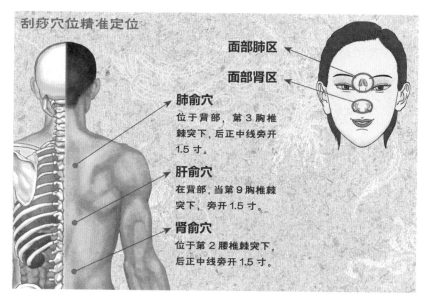

刮痧穴位精准定位

面部肺区

面部肾区

肺俞穴
位于背部，第3胸椎棘突下，后正中线旁开1.5寸。

肝俞穴
在背部，当第9胸椎棘突下，旁开1.5寸。

肾俞穴
位于第2腰椎棘突下，后正中线旁开1.5寸。

专家手把手教你刮痧

1 清洁面部皮肤，涂刮痧乳，将刮痧板以平刮法按额头、眼周、面颊、口唇周围、鼻部、下颌的顺序从内向外刮拭（鼻部从上向下）。重点按揉肺区、肾区及雀斑分布较多部位，至皮肤微热、潮红即可。

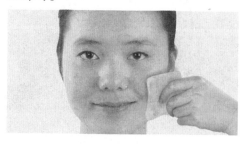

2 用面刮法从上向下刮拭背部膀胱经肺俞穴至肝俞穴、肾俞穴。

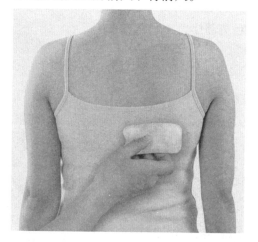

小贴士

紫外线的照射会加速皮肤产生大量的黑色素，部分黑色素滞留和沉积在皮肤中就导致了雀斑的形成和加重。因此，生活中避免长久日晒，可有效预防和改善雀斑。

皮肤是否白皙、清透是由肝功能决定的。肝脏主宰全身气机，主藏血，又是重要的解毒器官，内环境中的众多代谢废物都要送到肝脏进行解毒处理。所以面色晦暗无光要注意排肝毒，刮痧当疏肝利胆、解郁排毒。

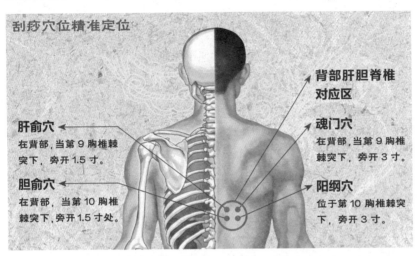

刮痧穴位精准定位

肝俞穴
在背部，当第9胸椎棘突下，旁开1.5寸。

胆俞穴
在背部，当第10胸椎棘突下，旁开1.5寸处。

背部肝胆脊椎对应区

魂门穴
在背部，当第9胸椎棘突下，旁开3寸。

阳纲穴
位于第10胸椎棘突下，旁开3寸。

专家手把手教你刮痧

1 用平刮法从上向下刮拭背部右侧肝胆脊椎对应区。

2 刮拭膀胱经肝俞穴、魂门穴、胆俞穴、阳纲穴。用平刮法从上向下刮拭，从肝俞穴刮至胆俞穴，从魂门穴刮至阳纲穴。

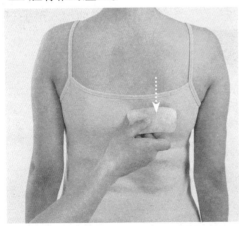

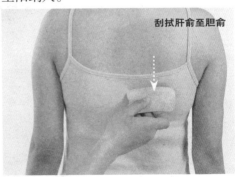

刮拭肝俞至胆俞

小贴士

一般情况下，刮拭膀胱经可能会轻微出痧，小便会比平时略有浑浊，这些都是积聚毒素的外排表现。坚持2个月，皮肤就会渐渐变得白皙。气机舒畅，心情就会变得愉悦，白发、脱发等现象也会得到改善。

皮肤瘙痒症与文献中记载的"痒风"相类似。中医认为是体虚受风，风入腠理，与血气相搏导致的。刮痧，再配合药物涂抹，能起到良好的止痒效果。

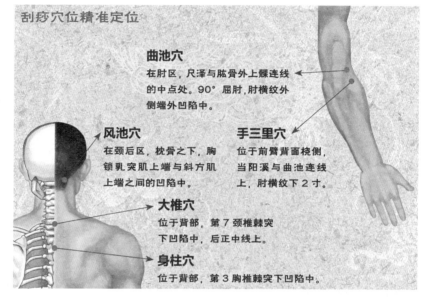

刮痧穴位精准定位

曲池穴
在肘区，尺泽与肱骨外上髁连线的中点处。90°屈肘，肘横纹外侧端外凹陷中。

风池穴
在颈后区，枕骨之下，胸锁乳突肌上端与斜方肌上端之间的凹陷中。

手三里穴
位于前臂背面桡侧，当阳溪与曲池连线上，肘横纹下2寸。

大椎穴
位于背部，第7颈椎棘突下凹陷中，后正中线上。

身柱穴
位于背部，第3胸椎棘突下凹陷中。

专家手把手教你刮痧

1 用单角刮法从上向下刮拭头颈部双侧风池穴。

2 用面刮法刮拭背部大椎穴至身柱穴。

3 用单角刮法刮拭双侧大肠经曲池穴至手三里穴。

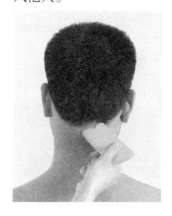

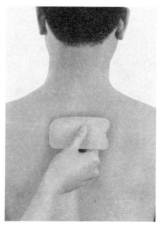

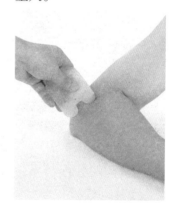

小贴士

刮痧时谨防皮肤抓挠有破处，如遇破口处应当避免。刮痧配合药物治疗效果更好，取百部、苦参、白鲜皮、冰片各适量，酒浸后涂患处；或用炉甘石洗液涂擦患处。

湿疹是一种变态反应性疾病。中医认为本病主要与湿邪有关，湿可蕴热，发为湿热之证。湿疹一般以红斑、水疱、渗出、糜烂、瘙痒、丘疹为特点。由于湿邪存在，所以一般表现为反复发作。

湿疹

刮痧穴位精准定位

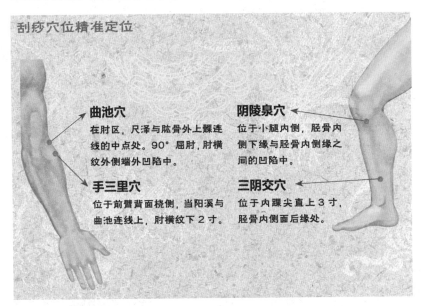

曲池穴
在肘区，尺泽与肱骨外上髁连线的中点处。90°屈肘，肘横纹外侧端外凹陷中。

手三里穴
位于前臂背面桡侧，当阳溪与曲池连线上，肘横纹下2寸。

阴陵泉穴
位于小腿内侧，胫骨内侧下缘与胫骨内侧缘之间的凹陷中。

三阴交穴
位于内踝尖直上3寸，胫骨内侧面后缘处。

专家手把手教你刮痧

1 用面刮法刮拭与湿疹对应的健侧部位。

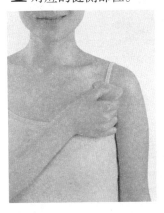

2 用面刮法刮拭下肢双侧阴陵泉穴至三阴交穴。

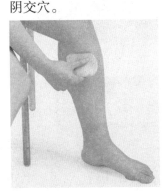

3 用面刮法刮拭上肢双侧曲池穴至手三里穴。

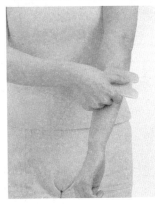

小贴士

湿疹患者一定要注意饮食调理，饮食宜清淡，避免食用刺激性食物，少油腻，低糖，低盐。多选用有清热利湿作用的食物，多吃富含维生素和矿物质的食物，多吃水果、青菜。

荨麻疹

荨麻疹也称风疹，表现为受损皮肤出现大小、形状不等的风团，患者会感到灼热、剧痒，亦可伴有腹痛、腹泻，严重者可喉头水肿甚至休克。本病易反复发作，迁延难愈。中医认为荨麻疹的主要病因是气血失和，可通过刮痧内清外透的作用加以预防和治疗。

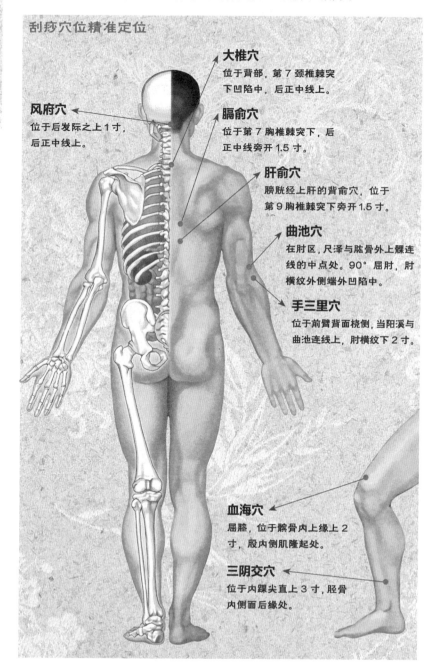

刮痧穴位精准定位

大椎穴
位于背部，第 7 颈椎棘突下凹陷中，后正中线上。

风府穴
位于后发际之上 1 寸，后正中线上。

膈俞穴
位于第 7 胸椎棘突下，后正中线旁开 1.5 寸。

肝俞穴
膀胱经上肝的背俞穴，位于第 9 胸椎棘突下旁开 1.5 寸。

曲池穴
在肘区，尺泽与肱骨外上髁连线的中点处。90°屈肘，肘横纹外侧端外凹陷中。

手三里穴
位于前臂背面桡侧，当阳溪与曲池连线上，肘横纹下 2 寸。

血海穴
屈膝，位于髌骨内上缘上 2 寸，股内侧肌隆起处。

三阴交穴
位于内踝尖直上 3 寸，胫骨内侧面后缘处。

专家手把手教你刮痧

1 用单角刮法刮拭头颈部风府穴至大椎穴。

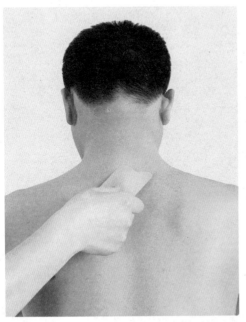

2 用面刮法刮拭背部膈俞至肝俞穴。

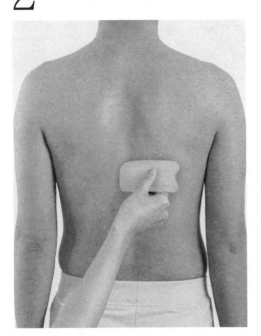

3 用单角刮法刮拭双侧大肠经曲池穴至手三里穴。

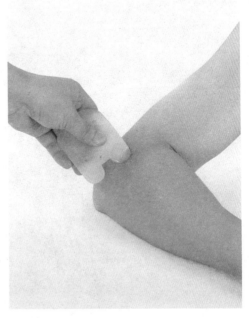

4 用面刮法刮拭双侧脾经血海穴、三阴交穴。

刮拭三阴交

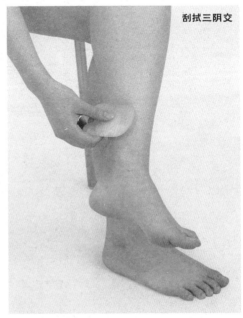

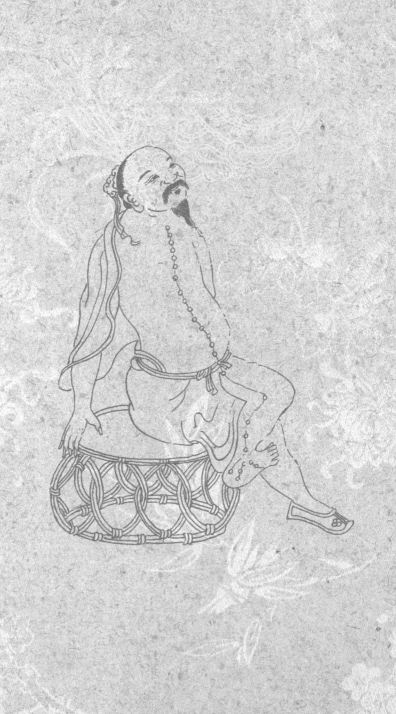

刮痧调理妇科常见病

女性很多疾病多是由气血失调、肾气虚弱、湿热下注等引起，刮拭身体相应穴位，可以帮助女性调和气血、补肾藏精、清热除湿，从而达到治病的效果。

月经不调是妇科常见病，一般表现为月经周期或出血量的异常，或是月经前、经期时的腹痛及全身症状。病因可能是器质性病变或是功能失常。女性平时不注意保养，或因情志不悦，心情急怒，或因淋雨受寒，过食生冷等都可能导致月经不调。

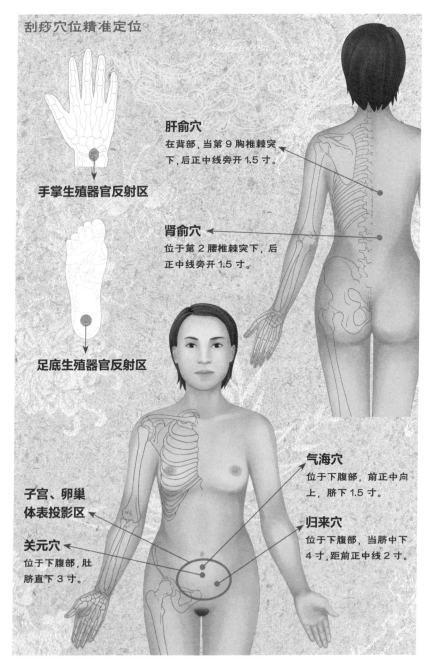

刮痧穴位精准定位

手掌生殖器官反射区

足底生殖器官反射区

肝俞穴
在背部，当第9胸椎棘突下，后正中线旁开1.5寸。

肾俞穴
位于第2腰椎棘突下，后正中线旁开1.5寸。

气海穴
位于下腹部，前正中向上，脐下1.5寸。

归来穴
位于下腹部，当脐中下4寸，距前正中线2寸。

子宫、卵巢体表投影区

关元穴
位于下腹部，肚脐直下3寸。

专家手把手教你刮痧

1 用角按揉法按揉手掌、足底生殖器官反射区。

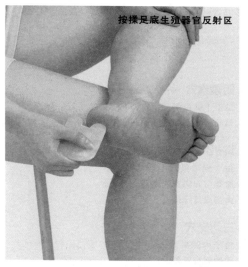

按揉足底生殖器官反射区

2 用面刮法自上而下刮拭下腹部子宫、卵巢体表投影区，或辅以拔罐。

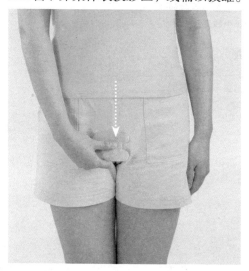

3 用面刮法自上而下刮拭下腹部气海穴、关元穴、归来穴。

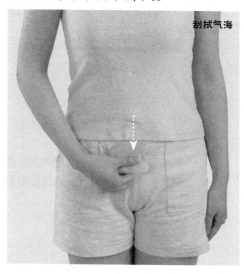

刮拭气海

4 用面刮法自上而下刮拭腰背部肝俞穴至肾俞穴。

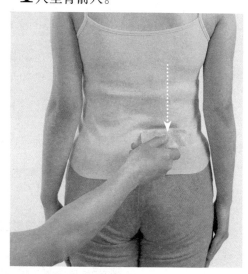

小贴士

精神刺激和情绪波动是导致月经不调的重要因素，应注意调节。经期不宜吃生冷、酸涩、辛辣刺激性食物，多饮热水，保持大便通畅。红枣、益母草、当归、山楂等都有一定的活血调经功效，可适当服用。

痛经

痛经是指女性在经期及其前后，出现小腹或腰部疼痛，甚至痛及腰骶。每随月经周期而发，严重者可伴恶心呕吐、冷汗淋漓、手足厥冷，甚至昏厥。中医认为痛经多为气滞血瘀或寒湿凝滞所致。刮痧对于无器质性病变的原发性痛经有较好疗效。

刮痧穴位精准定位

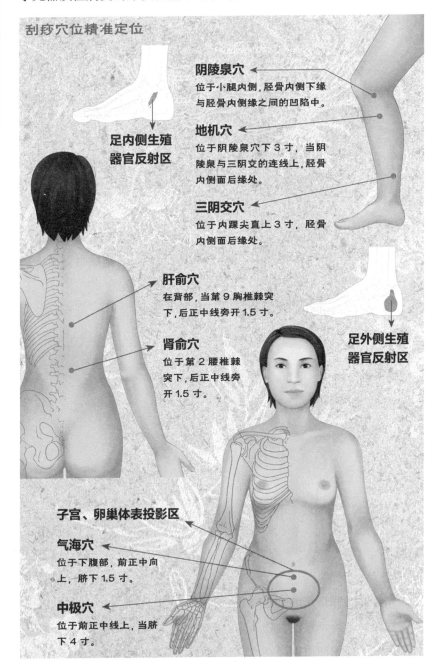

足内侧生殖器官反射区

阴陵泉穴
位于小腿内侧，胫骨内侧下缘与胫骨内侧缘之间的凹陷中。

地机穴
位于阴陵泉穴下3寸，当阴陵泉与三阴交的连线上，胫骨内侧面后缘处。

三阴交穴
位于内踝尖直上3寸，胫骨内侧面后缘处。

肝俞穴
在背部，当第9胸椎棘突下，后正中线旁开1.5寸。

肾俞穴
位于第2腰椎棘突下，后正中线旁开1.5寸。

足外侧生殖器官反射区

子宫、卵巢体表投影区

气海穴
位于下腹部，前正中向上，脐下1.5寸。

中极穴
位于前正中线上，当脐下4寸。

专家手把手教你刮痧

1 用角按揉法按揉足内侧、足外侧生殖器官反射区。

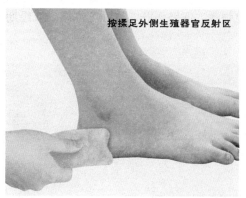

按揉足外侧生殖器官反射区

2 用面刮法自上而下刮拭下腹部子宫、卵巢体表投影区，或辅以拔罐。

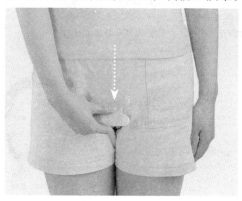

3 用面刮法自上而下刮拭下腹部气海穴至中极穴。

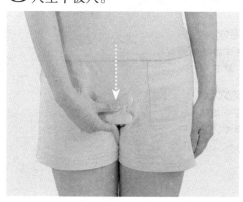

4 用面刮法自上而下刮拭腰背部肝俞穴至肾俞穴。

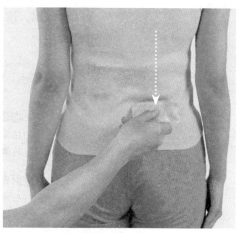

5 用面刮法自上而下刮拭下肢内侧阴陵泉穴经地机穴至三阴交穴。

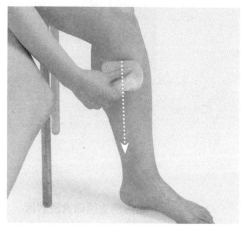

小贴士

　　工作压力大，劳累过度，精神紧张等，也会导致女性对疼痛过分敏感。此外，不注意腹部保暖也是导致痛经的一大因素。女性经期受寒，会使子宫及盆腔内的血管收缩，导致卵巢功能紊乱，可引起月经量过少，甚至闭经。

闭经

闭经分为原发性和继发性两种。凡年过 16 岁仍未行经者，称原发性闭经。在月经初潮以后，排除妊娠期、哺乳期、绝经期等因素外，月经中断 3 个月以上者，称为继发性闭经。中医认为，先天肾气不足、后天肝肾亏损，或精神刺激、郁怒伤肝，致肝气郁结，或经期受凉等都可导致闭经。

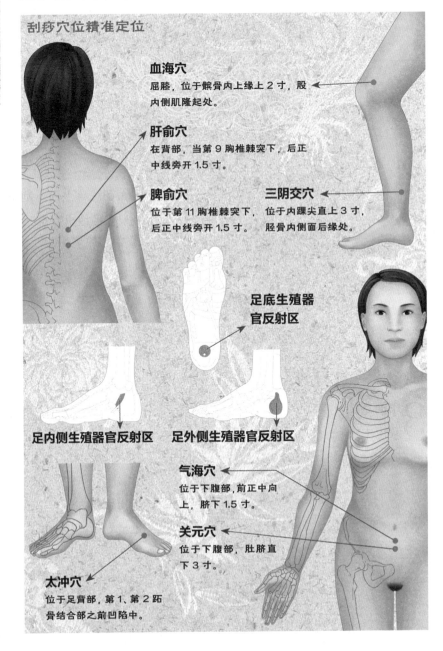

刮痧穴位精准定位

血海穴
屈膝，位于髌骨内上缘上 2 寸，股内侧肌隆起处。

肝俞穴
在背部，当第 9 胸椎棘突下，后正中线旁开 1.5 寸。

脾俞穴
位于第 11 胸椎棘突下，后正中线旁开 1.5 寸。

三阴交穴
位于内踝尖直上 3 寸，胫骨内侧面后缘处。

足底生殖器官反射区

足内侧生殖器官反射区　　足外侧生殖器官反射区

气海穴
位于下腹部，前正中向上，脐下 1.5 寸。

关元穴
位于下腹部，肚脐直下 3 寸。

太冲穴
位于足背部，第 1、第 2 跖骨结合部之前凹陷中。

专家手把手教你刮痧

1 用角揉法按揉足内侧、足外侧及足底生殖器官反射区。对痛点处做重点刮拭或按揉。

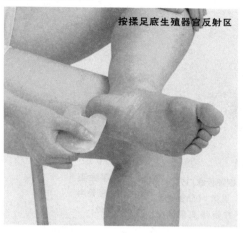

按揉足底生殖器官反射区

2 用面刮法自上而下刮拭下腹部气海穴至关元穴，并用刮痧板角按揉两穴位各 30 下。

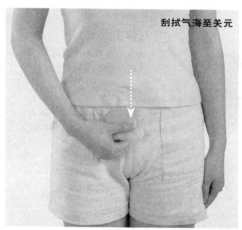

刮拭气海至关元

3 用面刮法自上而下刮拭腰背部脾俞穴、肝俞穴。

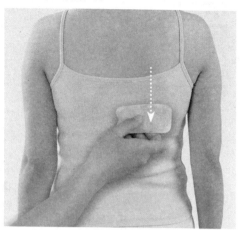

4 用面刮法自上而下刮拭下肢内侧血海穴、三阴交穴，然后用角揉法按揉足背部太冲穴 15~30 下，以有酸胀感为宜。

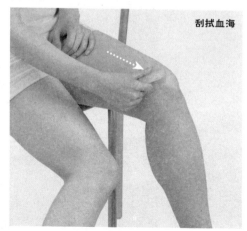

刮拭血海

小贴士

　　月经是由下丘脑－垂体－卵巢轴的周期性调节造成子宫内膜周期脱落形成的，任何一个环节上出现器质性或功能性的变化，均可能引起闭经。其他内分泌腺的器质性和功能性异常，也可能影响月经以致发生闭经。因此一旦发生闭经应注意鉴别，找出病因以利治疗。

妇女阴道内分泌的少量白色黏性液体称为白带，如果白带绵绵不断，量多腥臭，色泽异常，并伴有全身症状者，称"带下病"。中医学认为，本病多因湿热下注或气血亏虚，致使带脉失约、冲任失调而引起。

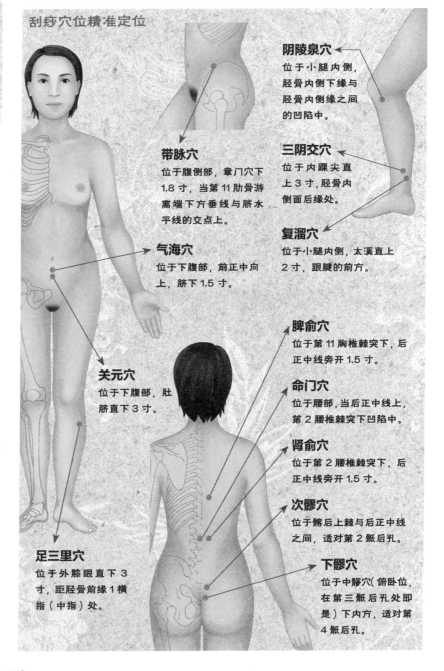

刮痧穴位精准定位

阴陵泉穴
位于小腿内侧，胫骨内侧下缘与胫骨内侧缘之间的凹陷中。

带脉穴
位于腹侧部，章门穴下1.8寸，当第11肋骨游离端下方垂线与脐水平线的交点上。

三阴交穴
位于内踝尖直上3寸，胫骨内侧面后缘处。

气海穴
位于下腹部，前正中向上，脐下1.5寸。

复溜穴
位于小腿内侧，太溪直上2寸，跟腱的前方。

脾俞穴
位于第11胸椎棘突下，后正中线旁开1.5寸。

命门穴
位于腰部，当后正中线上，第2腰椎棘突下凹陷中。

关元穴
位于下腹部，肚脐直下3寸。

肾俞穴
位于第2腰椎棘突下，后正中线旁开1.5寸。

次髎穴
位于髂后上棘与后正中线之间，适对第2骶后孔。

足三里穴
位于外膝眼直下3寸，距胫骨前缘1横指（中指）处。

下髎穴
位于中髎穴（俯卧位，在第三骶后孔处即是）下内方，适对第4骶后孔。

专家手把手教你刮痧

1 用面刮法自上而下刮拭下腹部气海穴至关元穴，及双侧带脉穴。

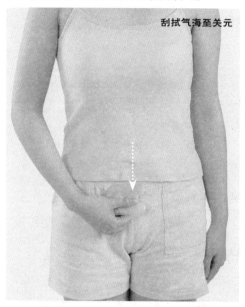

刮拭气海至关元

2 用面刮法自上而下刮拭腰背部双侧脾俞穴至肾俞穴，然后用面刮法分别刮拭命门穴、次髎穴、下髎穴。

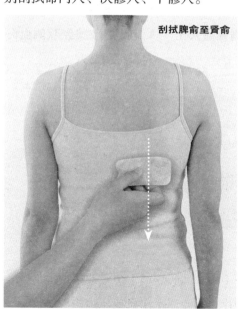

刮拭脾俞至肾俞

3 用面刮法刮拭阴陵泉穴至三阴交穴，然后用平面按揉法按揉足三里穴、复溜穴。

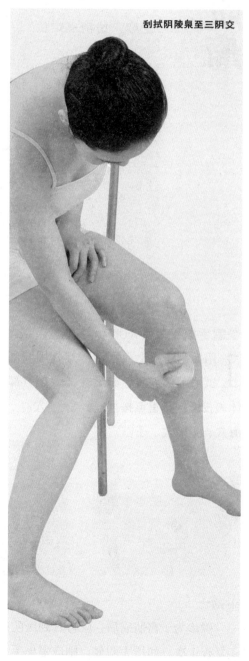

刮拭阴陵泉至三阴交

子宫肌瘤

子宫肌瘤是子宫平滑肌细胞增生而引起的子宫良性肿瘤。表现为月经过多和继发性贫血，一般可无明显自觉症状。肌瘤因生长的部位和瘤体的大小，可出现小腹疼痛或坠痛，孕后流产机会增多；肌瘤压迫膀胱和直肠，还会引起尿潴留和便秘。

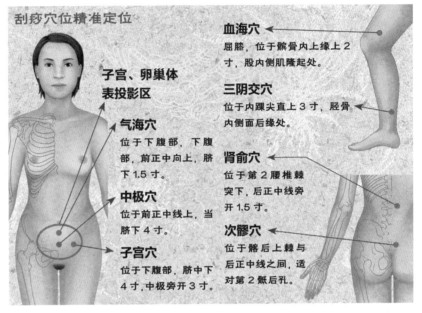

刮痧穴位精准定位

子宫、卵巢体表投影区

气海穴
位于下腹部，下腹部，前正中向上，脐下1.5寸。

中极穴
位于前正中线上，当脐下4寸。

子宫穴
位于下腹部，脐中下4寸，中极旁开3寸。

血海穴
屈膝，位于髌骨内上缘上2寸，股内侧肌隆起处。

三阴交穴
位于内踝尖直上3寸，胫骨内侧面后缘处。

肾俞穴
位于第2腰椎棘突下，后正中线旁开1.5寸。

次髎穴
位于髂后上棘与后正中线之间，适对第2骶后孔。

专家手把手教你刮痧

1 用面刮法自上而下刮拭下腹部子宫、卵巢体表投影区，重点按揉气海穴、中极穴、子宫穴。

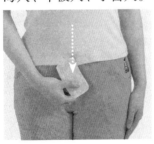

2 用面刮法自上而下刮拭背部双侧肾俞穴至次髎穴。

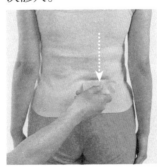

3 用面刮法自上而下刮拭下肢脾经双侧血海穴、三阴交穴。

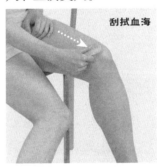

刮拭血海

小贴士

确诊为子宫肌瘤后，应每月到医院检查1次。如肌瘤增大缓慢或未增大，可半年复查1次；如增大明显，则应考虑手术治疗，以免严重出血或压迫腹腔脏器。

慢性盆腔炎指的是女性生殖器官及周围结缔组织等发生的慢性炎症，常为急性盆腔炎未彻底治疗，病程迁延所致。主要表现为下腹坠痛或腰骶部酸痛拒按，伴有低热、白带量多、月经不调等。刮痧有助于行气活血，消除炎症。

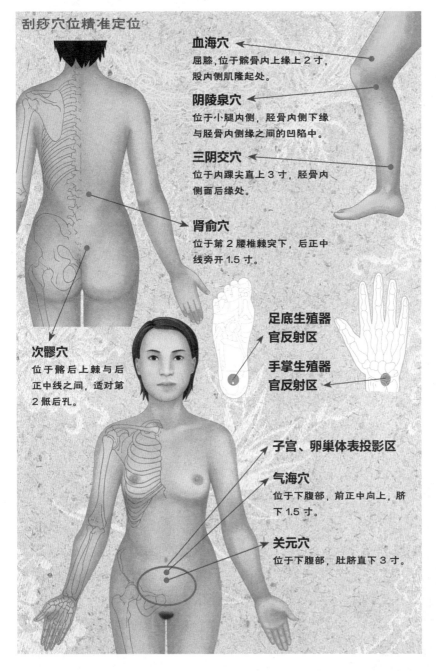

刮痧穴位精准定位

血海穴
屈膝，位于髌骨内上缘上 2 寸，股内侧肌隆起处。

阴陵泉穴
位于小腿内侧，胫骨内侧下缘与胫骨内侧缘之间的凹陷中。

三阴交穴
位于内踝尖直上 3 寸，胫骨内侧面后缘处。

肾俞穴
位于第 2 腰椎棘突下，后正中线旁开 1.5 寸。

次髎穴
位于髂后上棘与后正中线之间，适对第 2 骶后孔。

足底生殖器官反射区

手掌生殖器官反射区

子宫、卵巢体表投影区

气海穴
位于下腹部，前正中向上，脐下 1.5 寸。

关元穴
位于下腹部，肚脐直下 3 寸。

专家手把手教你刮痧

1 用面刮法自上而下刮拭下腹部子宫、卵巢体表投影区。

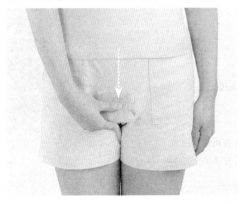

2 用角按揉法按揉手掌、足底生殖器官全息穴区。

按揉手掌生殖器官全息穴区

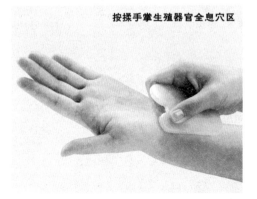

3 用面刮法自上而下刮拭下腹部气海穴至关元穴，刮至皮肤潮红。

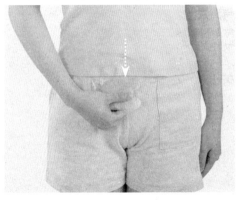

4 用面刮法自上而下刮拭腰背部肾俞穴至次髎穴。

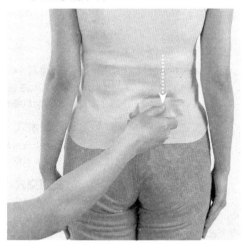

5 用面刮法自上而下分别刮拭下肢内侧血海穴、阴陵泉穴、三阴交穴。

刮拭阴陵泉

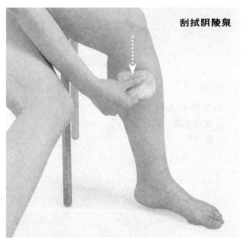

小贴士

急性盆腔炎或慢性盆腔炎急性发作时，可并发弥漫性腹膜炎、败血症、感染性休克等，应及时治疗。治疗期间要注意个人卫生，坚持锻炼身体，增强体质。

急性乳腺炎是由细菌感染引起的乳腺急性化脓性炎症，多发生于哺乳期女性。表现为乳房胀痛，可能有脓液流出，同时可伴有发热畏寒、全身无力等症状。刮痧可排毒散瘀，有助于消除炎症。

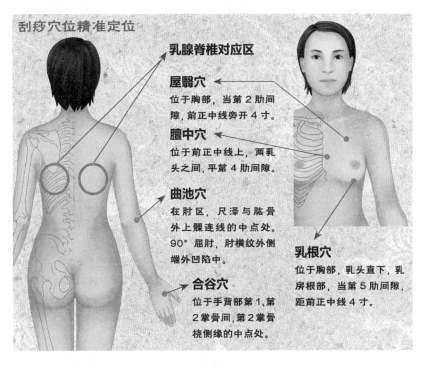

刮痧穴位精准定位

乳腺脊椎对应区

屋翳穴
位于胸部，当第 2 肋间隙，前正中线旁开 4 寸。

膻中穴
位于前正中线上，两乳头之间，平第 4 肋间隙。

曲池穴
在肘区，尺泽与肱骨外上髁连线的中点处。90°屈肘，肘横纹外侧端外凹陷中。

合谷穴
位于手背部第1、第2掌骨间，第2掌骨桡侧缘的中点处。

乳根穴
位于胸部，乳头直下，乳房根部，当第5肋间隙，距前正中线4寸。

专家手把手教你刮痧

1 用面刮法从上向下刮拭背部乳腺脊椎对应区。

2 用角刮法从上至下刮拭胸部膻中穴，然后由内向外刮拭屋翳穴和乳根穴，手法宜轻柔。

3 用面刮法从上至下刮拭上肢曲池穴，用单角按揉法按揉合谷穴，力度稍重，以产生酸麻感为度。

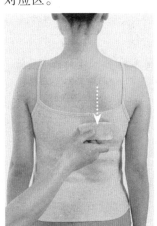

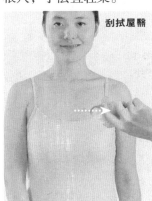
刮拭屋翳

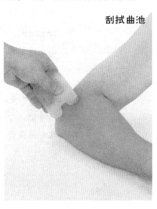
刮拭曲池

急性乳腺炎

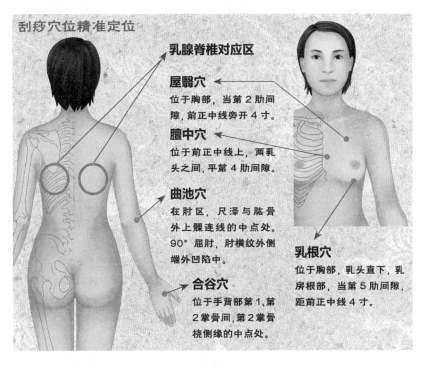

不孕症

不孕症指育龄妇女有正常性生活又未避孕，在 1 年或更长时间内仍未能受孕的现象，不孕症包括原发性不孕（婚后从未有过妊娠）和继发性不孕（婚后曾有妊娠者）。

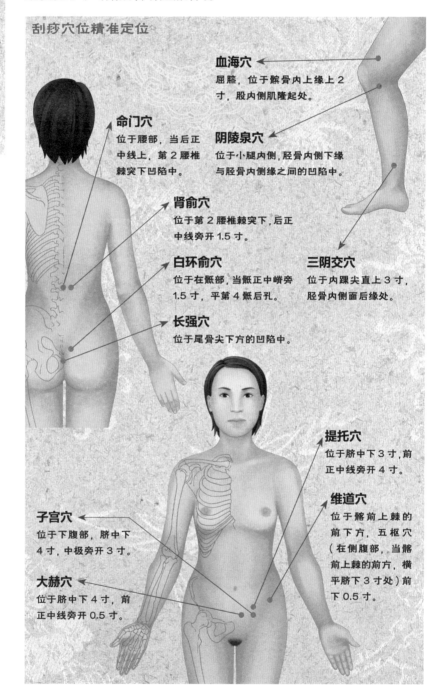

刮痧穴位精准定位

血海穴
屈膝，位于髌骨内上缘上 2 寸，股内侧肌隆起处。

命门穴
位于腰部，当后正中线上，第 2 腰椎棘突下凹陷中。

阴陵泉穴
位于小腿内侧，胫骨内侧下缘与胫骨内侧缘之间的凹陷中。

肾俞穴
位于第 2 腰椎棘突下，后正中线旁开 1.5 寸。

白环俞穴
位于在骶部，当骶正中嵴旁 1.5 寸，平第 4 骶后孔。

三阴交穴
位于内踝尖直上 3 寸，胫骨内侧面后缘处。

长强穴
位于尾骨尖下方的凹陷中。

提托穴
位于脐中下 3 寸，前正中线旁开 4 寸。

维道穴
位于髂前上棘的前下方，五枢穴（在侧腹部，当髂前上棘的前方，横平脐下 3 寸处）前下 0.5 寸。

子宫穴
位于下腹部，脐中下 4 寸，中极旁开 3 寸。

大赫穴
位于脐中下 4 寸，前正中线旁开 0.5 寸。

专家手把手教你刮痧

1 用面刮法从命门穴刮至长强穴，刮
至皮肤潮红（可不出痧）。

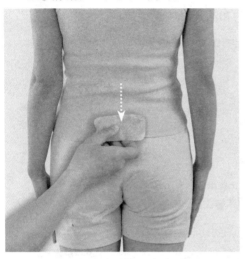

3 用面刮法从上至下刮拭下肢内侧血
海穴、阴陵泉穴、三阴交穴，刮至
皮肤潮红（可不出痧）。

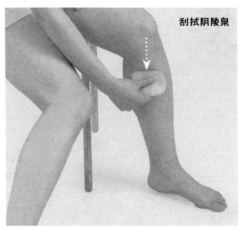

刮拭阴陵泉

2 用面刮法从肾俞穴刮至白环俞穴，
刮至皮肤潮红（可不出痧）。

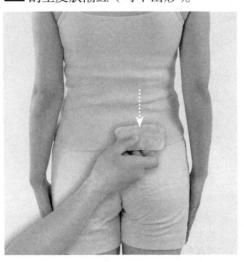

4 用面刮法由维道穴向内下经提托
穴、子宫穴，刮至大赫穴处，刮至
皮肤潮红（可不出痧）。

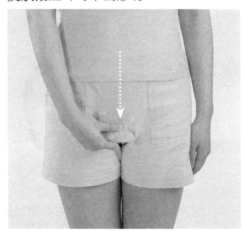

小贴士

导致不孕的因素有很多，如生殖系统疾病、营养不良、身体羸弱等。故不孕要
做全面身体检查，进行有针对性的治疗，不可盲目听信偏方。此外，平常注意锻炼
身体，增强体质，纠正贫血和营养不良，戒烟戒酒等都有利于不孕症患者恢复生育
能力。

乳腺增生是女性最常见的乳房疾病，好发于中青年女性，其突出症状是乳房胀痛和乳内肿块。中医认为，情志不畅、气机郁滞，脾运失健而生湿聚痰，劳力过度、耗伤元气是导致本病的主要原因。刮痧能一定程度上调通气机，预防和治疗乳腺增生。

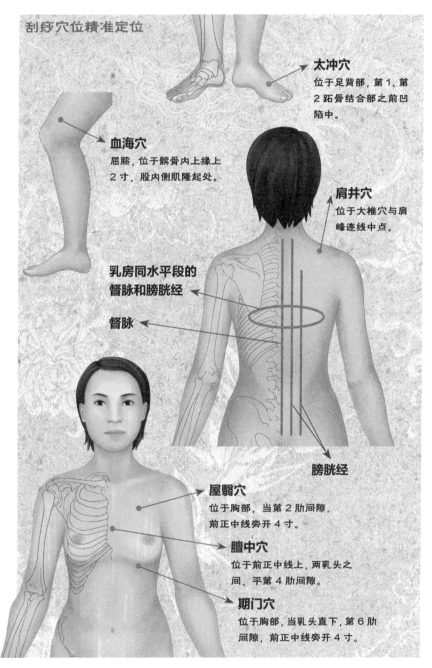

刮痧穴位精准定位

太冲穴
位于足背部，第1、第2跖骨结合部之前凹陷中。

血海穴
屈膝，位于髌骨内上缘上2寸，股内侧肌隆起处。

肩井穴
位于大椎穴与肩峰连线中点。

乳房同水平段的督脉和膀胱经

督脉

膀胱经

屋翳穴
位于胸部，当第2肋间隙，前正中线旁开4寸。

膻中穴
位于前正中线上，两乳头之间，平第4肋间隙。

期门穴
位于胸部，当乳头直下，第6肋间隙，前正中线旁开4寸。

专家手把手教你刮痧

1 用面刮法从上至下刮拭背部与乳房同水平段的督脉和膀胱经。

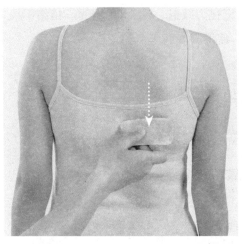

3 用面刮法由内向外刮拭肩部肩井穴，力度稍重，刮至出痧。

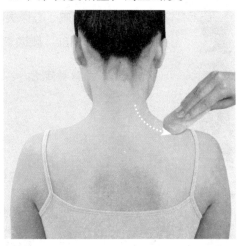

2 用角刮法从上至下刮拭胸部膻中穴，然后由内向外刮拭屋翳穴和期门穴，手法宜轻柔。

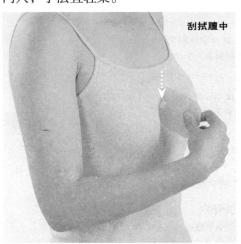

刮拭膻中

4 用面刮法从上至下刮拭下肢血海穴，并用垂直按揉发按揉足背太冲穴，直至有酸胀感。

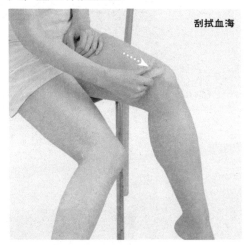

刮拭血海

小贴士

　　不良的心理因素，如过度紧张刺激、忧虑悲伤等，会造成神经衰弱，从而加重内分泌失调，促使增生症的加重。故乳腺增生患者应避免情绪大起大落，少生气。而活泼开朗的心情则有利增生的消除和康复。乳腺肿瘤早期症状表现与增生相似，应及时检查以明确其性质，以免耽误病情。

女性更年期综合征

女性更年期一般为 45~55 岁，包括绝经和绝经前后的一段时间。女性绝经前后会出现性激素波动或减少，由此所致的一系列身体和精神上的症状即称为更年期综合征。一般来说，这些症状包括：月经期紊乱、头晕耳鸣、心悸失眠、记忆力减退、易激动、烦躁、情绪不稳、尿频、脸部潮红、腰酸乏力、疲倦、发胖等。

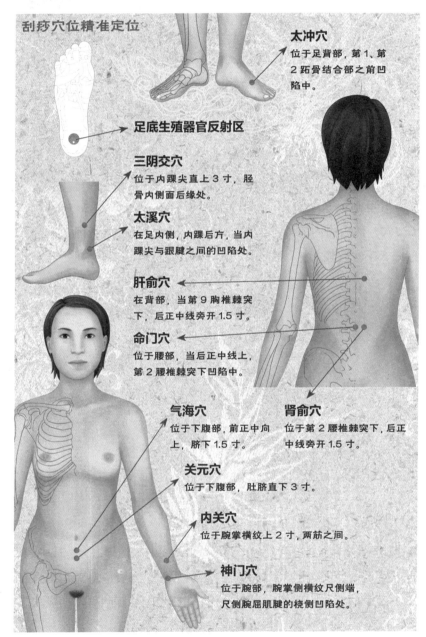

刮痧穴位精准定位

太冲穴
位于足背部，第1、第2跖骨结合部之前凹陷中。

足底生殖器官反射区

三阴交穴
位于内踝尖直上3寸，胫骨内侧面后缘处。

太溪穴
在足内侧，内踝后方，当内踝尖与跟腱之间的凹陷处。

肝俞穴
在背部，当第9胸椎棘突下，后正中线旁开1.5寸。

命门穴
位于腰部，当后正中线上，第2腰椎棘突下凹陷中。

气海穴
位于下腹部，前正中向上，脐下1.5寸。

肾俞穴
位于第2腰椎棘突下，后正中线旁开1.5寸。

关元穴
位于下腹部，肚脐直下3寸。

内关穴
位于腕掌横纹上2寸，两筋之间。

神门穴
位于腕部，腕掌侧横纹尺侧端，尺侧腕屈肌腱的桡侧凹陷处。

专家手把手教你刮痧

1 用角揉法或平面按揉法按揉足底生殖器官反射区。

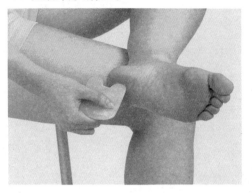

2 用平刮法由上至下刮拭上肢内侧内关穴，用刮痧板角按揉手腕处神门穴 20~30 下。

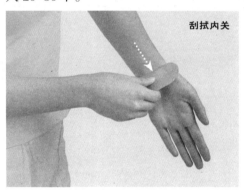

刮拭内关

3 用平刮法由上至下刮拭下腹部气海穴至关元穴，刮至皮肤潮红。

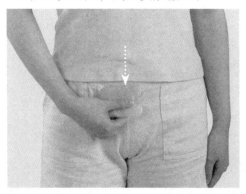

4 用面刮法由上至下刮拭腰背部肝俞穴、肾俞穴、命门穴。

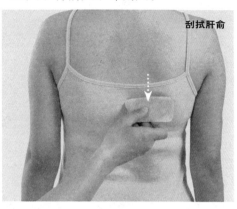

刮拭肝俞

5 用平刮法由上至下刮拭下肢内侧三阴交穴，至皮肤发红。然后用刮板角部重刮太溪穴 30 下。最后用垂直按揉法按揉太冲穴至产生酸麻感为度。

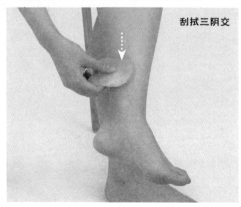

刮拭三阴交

小贴士

　　妇女在围绝经期容易出现高血压、冠心病、肿瘤等，因此要注意定期体检。这一时期还容易因骨质丢失而形成疏松，故要注意补钙，并严格控制体重，限制刺激性食物，少吃过咸食物，做到膳食均衡。

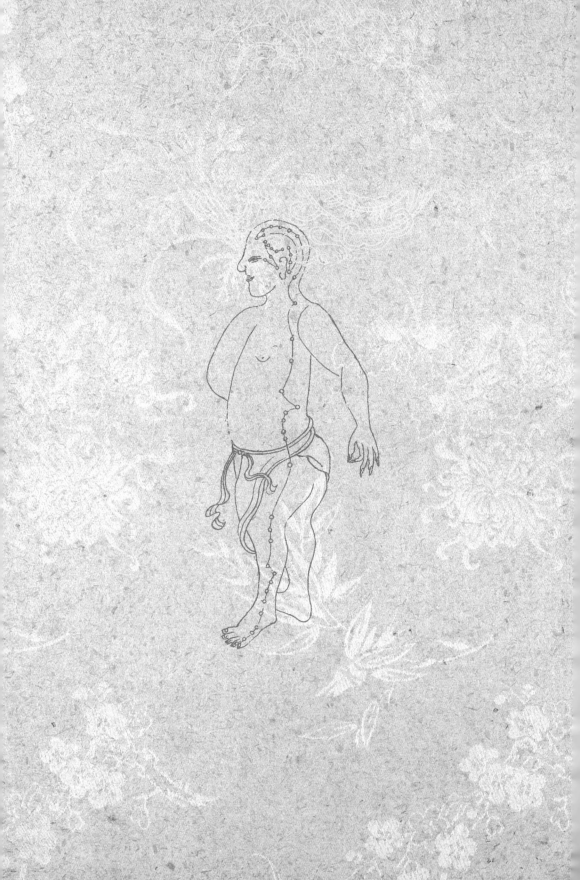

刮痧调理男性常见病

男性常见病多是由肾气不足、脾虚等导致的，刮痧可以补肾固封，祛除病邪，从而达到治疗疾病的目的。

早泄

　　早泄是指性交时，阴茎进入阴道之前，或刚刚进入阴道时即射精，随后疲软，不能正常性交的一种病症。中医认为早泄多由房事过度或频繁手淫等，导致肾精亏耗，肾阴不足，或体虚羸弱，虚损遗精日久，肾气不固，导致阴阳俱损所致。

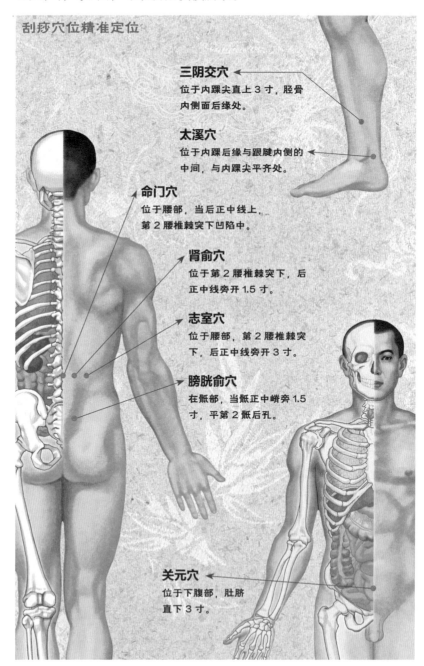

刮痧穴位精准定位

三阴交穴
位于内踝尖直上3寸，胫骨内侧面后缘处。

太溪穴
位于内踝后缘与跟腱内侧的中间，与内踝尖平齐处。

命门穴
位于腰部，当后正中线上，第2腰椎棘突下凹陷中。

肾俞穴
位于第2腰椎棘突下，后正中线旁开1.5寸。

志室穴
位于腰部，第2腰椎棘突下，后正中线旁开3寸。

膀胱俞穴
在骶部，当骶正中嵴旁1.5寸，平第2骶后孔。

关元穴
位于下腹部，肚脐直下3寸。

专家手把手教你刮痧

1 用面刮法从上向下刮拭命门穴、志室穴各 10~15 下。

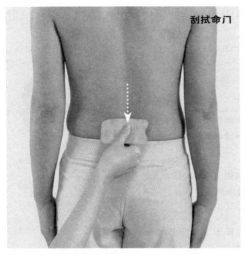

刮拭命门

2 用面刮法从上向下刮拭肾俞穴至膀胱俞穴 10~15 下。

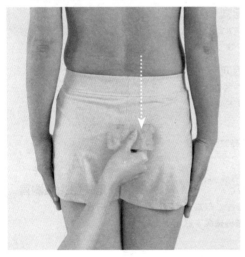

3 用面刮法从上向下刮拭关元穴 10~15 下，并用板角回旋揉动 30 下，以出痧为度。

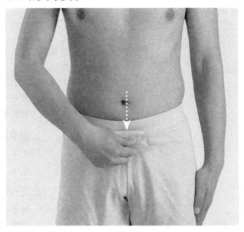

4 用面刮法从上向下刮拭三阴交穴 30 下，用单角刮法刮拭并按揉太溪穴 30 下，以出痧为度。

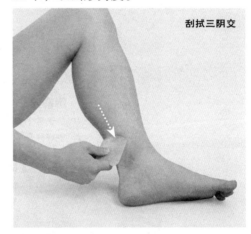

刮拭三阴交

小贴士

精神因素也是导致早泄的重要原因，因此治疗的同时要注意精神调适，避免因性生活失败而造成心理上的恶性循环。早泄患者宜适当多吃具有补肾温阳、收涩止遗的食物，如核桃仁、芡实、猪肾、豇豆、猪肚、猪髓、羊肾、羊骨、鸡肉等，忌吃生冷滑利、性寒凉之物。

阳痿

阳痿即勃起功能障碍，是指男子虽有性欲冲动，但阴茎却不能勃起，或勉强勃起，随即萎软，以致不能完成性交。男性勃起是一个复杂的过程，与神经、激素、情感等都有关系。临床上以慢性肝肾疾患以及体质虚弱特别是肾虚等原因最为常见。刮痧对性功能障碍有一定的改善作用。

刮痧穴位精准定位

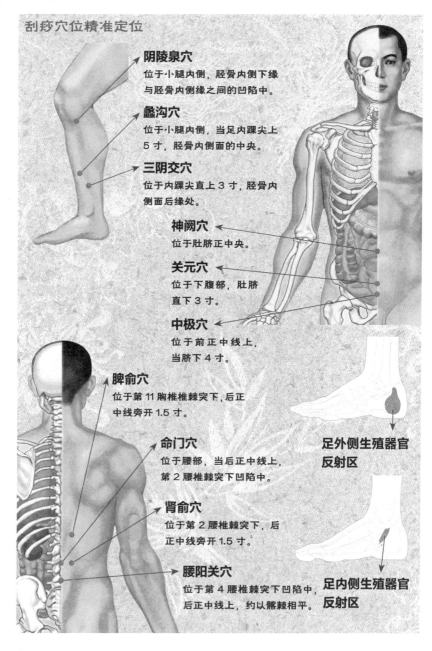

阴陵泉穴
位于小腿内侧，胫骨内侧下缘与胫骨内侧缘之间的凹陷中。

蠡沟穴
位于小腿内侧，当足内踝尖上5寸，胫骨内侧面的中央。

三阴交穴
位于内踝尖直上3寸，胫骨内侧面后缘处。

神阙穴
位于肚脐正中央。

关元穴
位于下腹部，肚脐直下3寸。

中极穴
位于前正中线上，当脐下4寸。

脾俞穴
位于第11胸椎椎棘突下，后正中线旁开1.5寸。

命门穴
位于腰部，当后正中线上，第2腰椎棘突下凹陷中。

肾俞穴
位于第2腰椎棘突下，后正中线旁开1.5寸。

腰阳关穴
位于第4腰椎棘突下凹陷中，后正中线上，约以髂棘相平。

足外侧生殖器官反射区

足内侧生殖器官反射区

专家手把手教你刮痧

1 用平面按揉法按揉足内侧、足外侧生殖器官反射区。

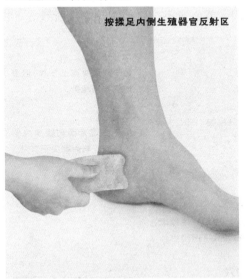

按揉足内侧生殖器官反射区

2 用平面按揉法按揉神阙穴，然后用面刮法从上至下刮拭脐下关元穴至中极穴，并对关元穴和中极穴各按揉30下。

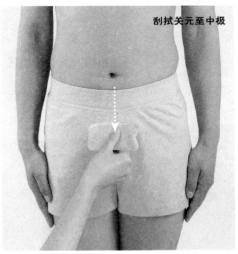

刮拭关元至中极

3 用面刮法从上至下刮拭背部脾俞穴、肾俞穴、命门穴、腰阳关穴。

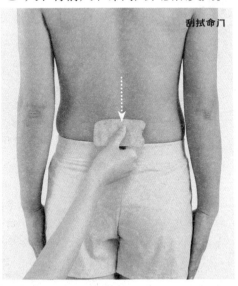

刮拭命门

4 用面刮法从上至下刮拭下肢内侧阴陵泉穴、蠡沟穴、三阴交穴。

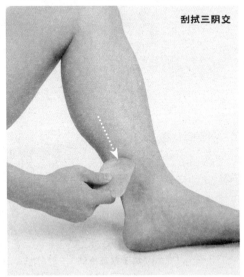

刮拭三阴交

小贴士

　　大多数阳痿由精神心理因素引起，即使在器质性阳痿患者中，常常也伴有精神心理因素。因此调整好精神对治疗阳痿非常重要。

遗精

遗精是指不因性交而精液自行泄出的一种男性疾病。一般成年男性一周遗精不超过一次属正常生理现象，如果一周超过一次或一日数次，并伴有精神萎靡、腰酸腿软、心慌气短，则属于病理性遗精。中医认为遗精多由肾虚精关不固，或心肾不交，或湿热下注所致。

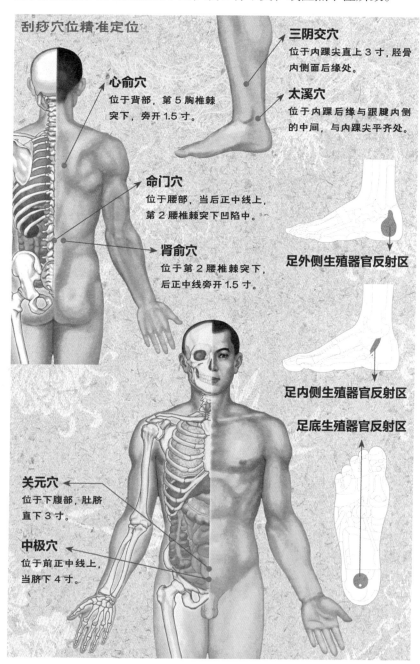

刮痧穴位精准定位

三阴交穴
位于内踝尖直上3寸，胫骨内侧面后缘处。

心俞穴
位于背部，第5胸椎棘突下，旁开1.5寸。

太溪穴
位于内踝后缘与跟腱内侧的中间，与内踝尖平齐处。

命门穴
位于腰部，当后正中线上，第2腰椎棘突下凹陷中。

肾俞穴
位于第2腰椎棘突下，后正中线旁开1.5寸。

足外侧生殖器官反射区

足内侧生殖器官反射区

足底生殖器官反射区

关元穴
位于下腹部，肚脐直下3寸。

中极穴
位于前正中线上，当脐下4寸。

专家手把手教你刮痧

1 用平面按揉法或角按法按揉足内侧、足外侧及足底生殖器官反射区。

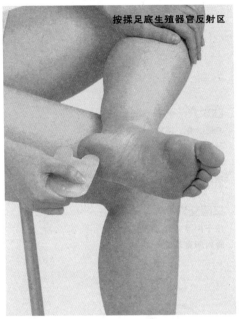

按揉足底生殖器官反射区

2 用面刮法从上至下刮拭腰背部心俞穴、命门穴、肾俞穴。

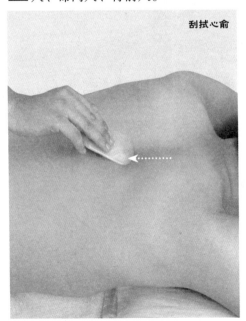

刮拭心俞

3 用面刮法从上至下刮拭下腹部关元穴至中极穴。

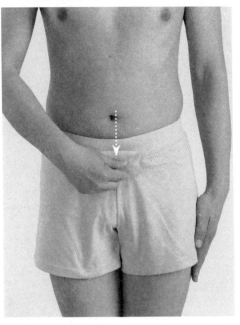

4 用面刮法从上至下刮拭下肢小腿内侧三阴交穴30下，用角揉法揉按太溪穴，力度稍重，以产生酸麻胀感为度。

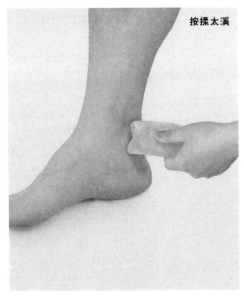

按揉太溪

前列腺炎

前列腺炎为前列腺常见疾病，一般表现为尿频、尿急、尿痛等，排尿后常有白色分泌物自尿道口流出。多因下焦湿热、气化失调引起。刮痧有行气活血的作用，能调节各种内分泌腺的功能，通利膀胱。

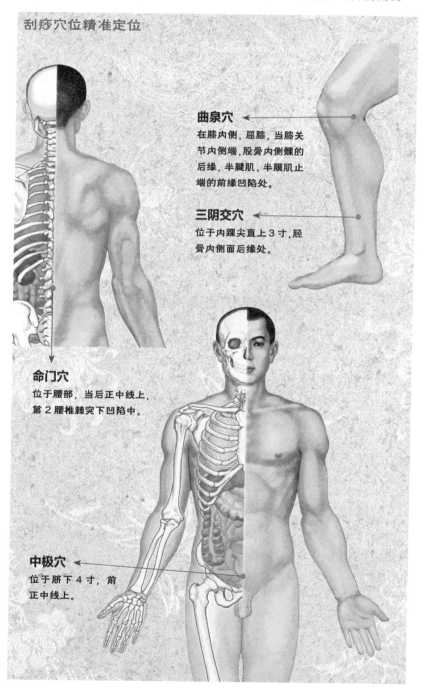

刮痧穴位精准定位

曲泉穴
在膝内侧，屈膝，当膝关节内侧端，股骨内侧髁的后缘，半腱肌、半膜肌止端的前缘凹陷处。

三阴交穴
位于内踝尖直上3寸，胫骨内侧面后缘处。

命门穴
位于腰部，当后正中线上，第2腰椎棘突下凹陷中。

中极穴
位于脐下4寸，前正中线上。

专家手把手教你刮痧

1 用面刮法从上向下刮拭命门穴30下，用力轻柔，以皮肤潮红为度。

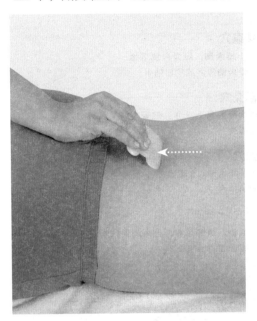

2 用面刮法从上向下刮拭中极穴30下，力度适中，以皮肤潮红为度。

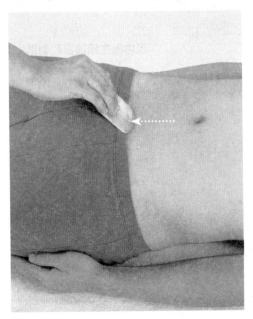

3 用面刮法从上向下刮拭曲泉穴和三阴交穴各10~15下，力度稍重，以出痧为度。

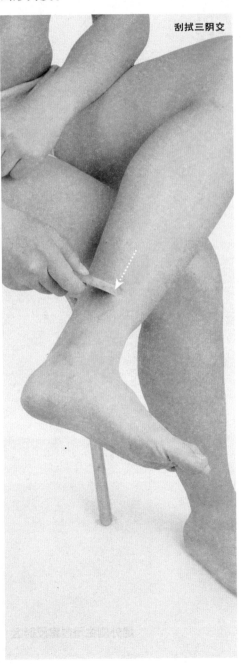

刮拭三阴交

前列腺增生

前列腺增生为前列腺的一种良性病变，表现为排尿起始延缓、尿线变细、射程缩短、尿后滴沥等。先为夜间尿频，随后白天也出现尿频。后期由于膀胱有效容量减少，尿频更加严重。

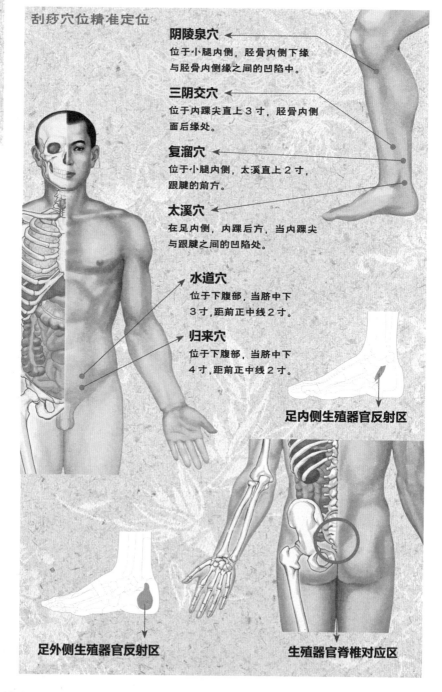

刮痧穴位精准定位

阴陵泉穴
位于小腿内侧，胫骨内侧下缘与胫骨内侧缘之间的凹陷中。

三阴交穴
位于内踝尖直上3寸，胫骨内侧面后缘处。

复溜穴
位于小腿内侧，太溪直上2寸，跟腱的前方。

太溪穴
在足内侧，内踝后方，当内踝尖与跟腱之间的凹陷处。

水道穴
位于下腹部，当脐中下3寸，距前正中线2寸。

归来穴
位于下腹部，当脐中下4寸，距前正中线2寸。

足内侧生殖器官反射区

足外侧生殖器官反射区

生殖器官脊椎对应区

1 用平面按揉法按揉足内侧、足外侧生殖器官反射区。

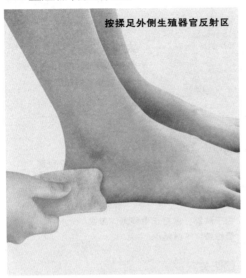

按揉足外侧生殖器官反射区

3 用面刮法从上至下刮拭腹部水道穴至归来穴。

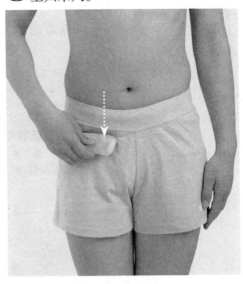

2 用面刮法和双角刮法刮拭腰骶部生殖器官脊椎对应区。

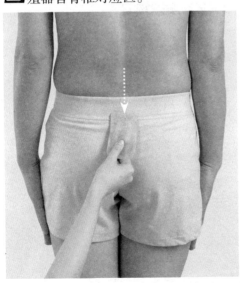

4 用面刮法从上至下刮拭下肢内侧阴陵泉穴、三阴交穴、复溜穴至太溪穴。

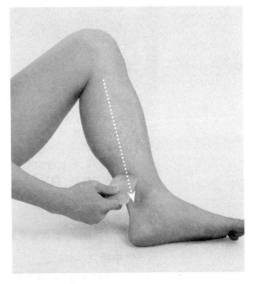

小贴士

　　良性前列腺增生症一般经过治疗预后良好。如不治疗，会严重影响生活质量，而且慢性下尿路梗阻可致肾功能衰竭而威胁生命。

不育症

不育症指正常育龄夫妇婚后有正常性生活，在 1 年或更长时间，未采取任何避孕措施而未让女方怀孕的，即可称为男性不育症。刮痧有助于激活肾脏功能，恢复男性生育功能。

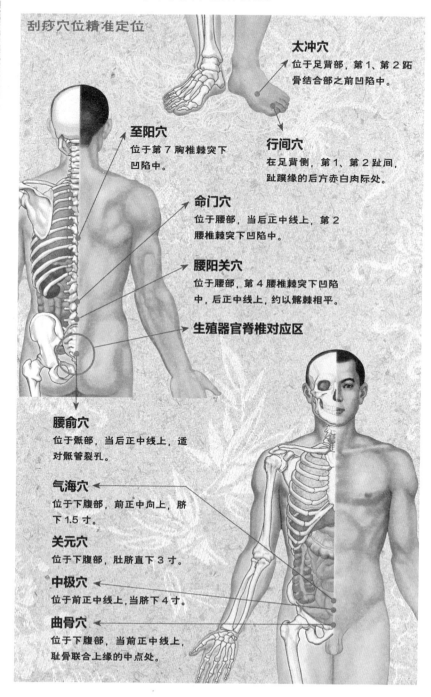

刮痧穴位精准定位

太冲穴
位于足背部，第 1、第 2 跖骨结合部之前凹陷中。

至阳穴
位于第 7 胸椎棘突下凹陷中。

行间穴
在足背侧，第 1、第 2 趾间，趾蹼缘的后方赤白肉际处。

命门穴
位于腰部，当后正中线上，第 2 腰椎棘突下凹陷中。

腰阳关穴
位于腰部，第 4 腰椎棘突下凹陷中，后正中线上，约以髂棘相平。

生殖器官脊椎对应区

腰俞穴
位于骶部，当后正中线上，适对骶管裂孔。

气海穴
位于下腹部，前正中向上，脐下 1.5 寸。

关元穴
位于下腹部，肚脐直下 3 寸。

中极穴
位于前正中线上，当脐下 4 寸。

曲骨穴
位于下腹部，当前正中线上，耻骨联合上缘的中点处。

专家手把手教你刮痧

1 用面刮法和双角刮法刮拭腰骶部生殖器官脊椎对应区。

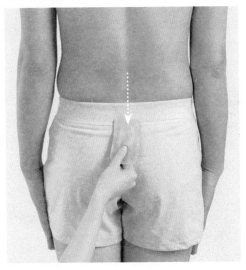

2 用面刮法由至阳穴沿脊柱向下经命门穴、腰阳关穴，刮至腰俞穴处。

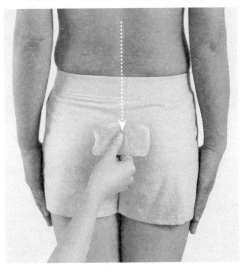

3 用面刮法由下腹部气海穴向下，经关元穴、中极穴刮至曲骨穴处。

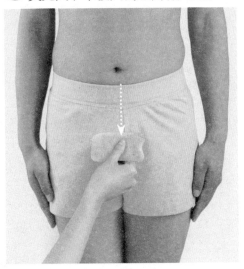

4 用刮痧板板角垂直按揉太冲穴、行间穴，以感到酸胀为度（适用于经常气郁不舒的不育患者）。

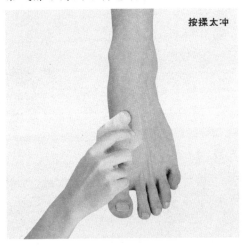

按揉太冲

小贴士

　　男性不育的证型较多，上述刮拭步骤1~3重点在于激活肾脏以助于恢复男性生育功能。长期心情抑郁不舒造成的不育情况较为多见，步骤4对这类不育有调整作用。至于不育的具体原因，还需医生诊断之后对症治疗。

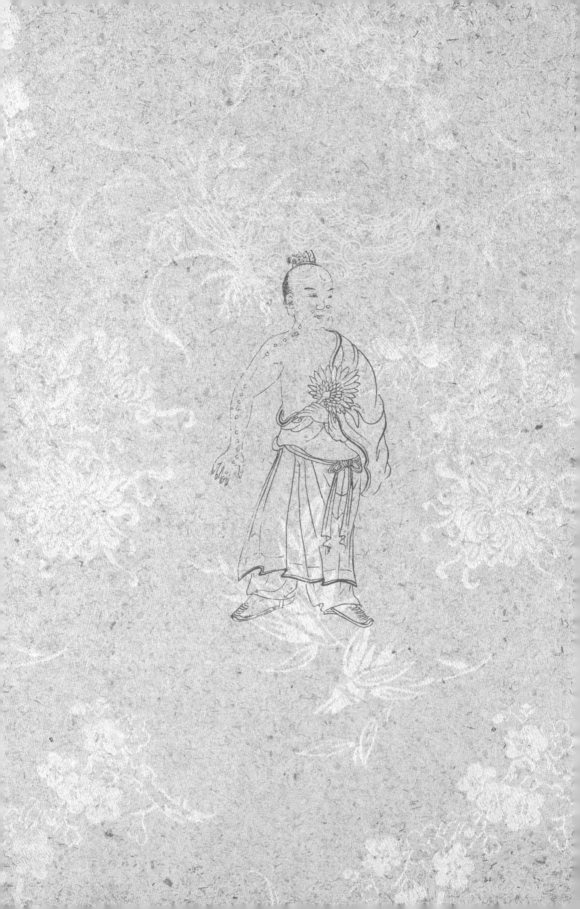